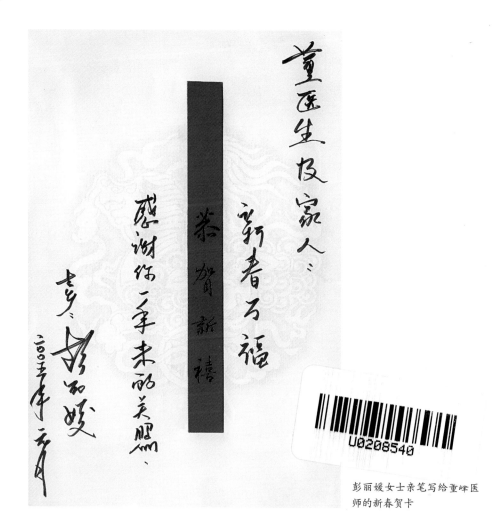

彭丽媛女士亲笔写给董峰医师的新春贺卡

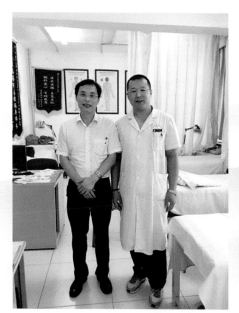

董峰医师与黄璐琦院士合影

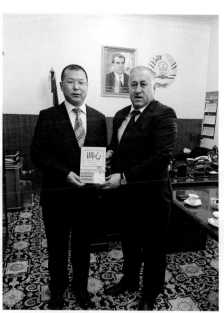

董峰医师与塔吉克斯坦卫生部部长合影

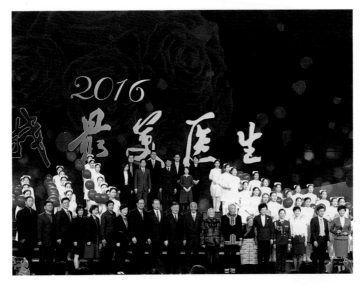

2016 年度寻找最美医生颁奖典礼
现场

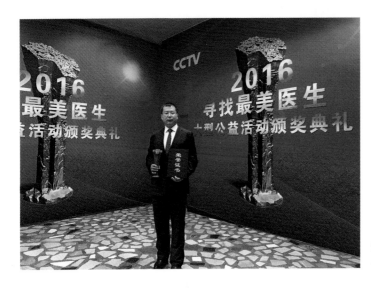

董峰医师荣获中央电视台 2016
年度"最美医生"

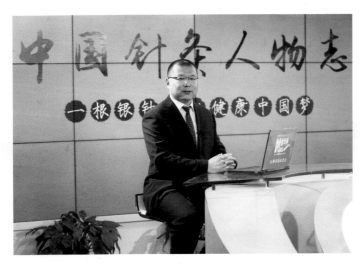

董峰医师参加新华网"中国针灸
人物志"专题采访

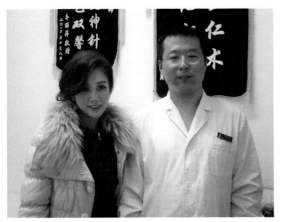

谢安琪与董峰医师的合影

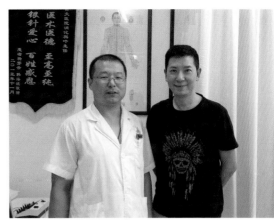

戴军与董峰医师的合影

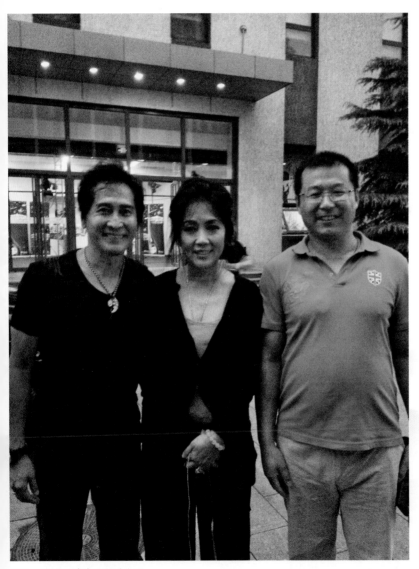

齐秦、齐豫与董峰医师的合影

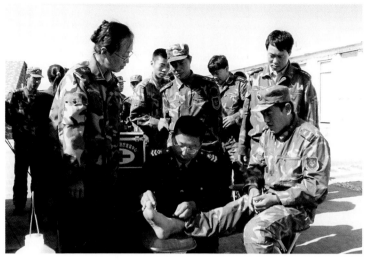

董峰医师为战士们看诊

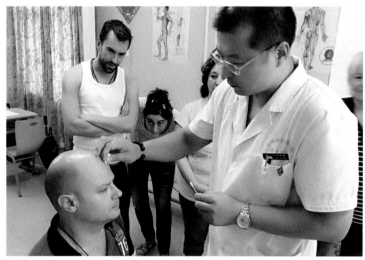

董峰医师为外籍学员现场示教

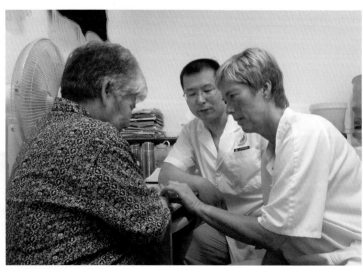

董峰医师指导外籍学员为患者把脉

养心是养生的
最高境界

养心

董峰 著

中国轻工业出版社

图书在版编目（CIP）数据

养心：养心是养生的最高境界 / 董峰著 . — 北京：
中国轻工业出版社，2018.11
ISBN 978-7-5184-2127-5

Ⅰ . ①养… Ⅱ . ①董… Ⅲ . ①补心 – 养生（中医）
Ⅳ . ① R256.2

中国版本图书馆 CIP 数据核字（2018）第 224246 号

责任编辑：翟　燕　　孙苍愚　　责任终审：孟寿萱　　整体设计：锋尚设计
策划编辑：翟　燕　　　　　　　责任监印：张京华

出版发行：中国轻工业出版社（北京东长安街6号，邮编：100740）
印　　刷：三河市万龙印装有限公司
经　　销：各地新华书店
版　　次：2018年10月第1版第1次印刷
开　　本：720×1000　1/16　印张：18　插页：4
字　　数：260千字
书　　号：ISBN 978-7-5184-2127-5　定价：45.00元
邮购电话：010-65241695
发行电话：010-85119835　传真：85113293
网　　址：http://www.chlip.com.cn
Email：club@chlip.com.cn
如发现图书残缺请与我社邮购联系调换
180610S2X101ZBW

养心
中医最精华的内涵

中国平衡针灸创始人：王文远

20世纪60年代初，国家卫生部下发文件，开展了全国性的"中医师带徒"工作。那时我16岁，有幸成为山东临沂名医刘春启先生的门下。3年的学徒生涯后，我正式走进了中医的殿堂，随师抄方、抓药，熟背了十多部中医古籍，同时也掌握了300多个穴位的传统针灸方法。

1964年，我进入部队补了西医课，学习了生命科学的基础知识，在后来的50多年中，我配合部队训练，给10万多名部队军人防治、调理过训练受的伤，给军内外3万多名针灸医师做过培训，在全国4千多家医院开展临床应用。最终，我成功地创立了"安全、单穴、3秒钟见效"的平衡针灸创新技术。通过国家"973中医理论专项课题研究"，为平衡针灸即时效应提供了科学依据，被列为国家卫生部、国家中医药管理局农村及社区适宜技术推广项目。

董峰医师早年作为总后勤部卫生部第三批名医带徒工程的优秀人才从师于我，在近8年的时间里，跟随我从诊室到训练场，再到偏远山区，走过了大江南北，系统学习了平衡针灸疗法。董峰医师认真学习了我的学术思想，熟练掌握了平衡针灸学的精髓，在平衡针灸学科的发展中做了不少贡献，成为我的好帮手、好学生。

正是因为董峰医师的悟性一直较高，他以一名军人的身份走进了中国中医的最高学府——中国中医科学院，在中医科学院这个中医的"国家队"里，他让平衡针灸技术生根、发芽、开花、结果，我看到这些甚是欣慰。我经常告诉他，中医不仅是一门医学科学，同时也蕴含着丰富的人文科学和哲学思想，它是中国几千年来文化积淀的瑰宝，同时也是我国文化软实力的重要体现。想要将中医弘扬光大，一定要有继承，也要有发展，让更多的人学习到中医的内涵，也让更多的人了解中医，接受中医。我希望他可以将平衡针灸技术继续发展创新。

读过董峰此书的初稿后，我倍感欣慰。

众所周知，心掌握着人们的情绪，心绪平和、稳定的人才能长命百岁。《黄帝内经》讲："主不明，则十二官危。"这个"主"，指的就是心，此书也是围绕养心、调心展开，字里行间充满真诚，毫无保留，给大众带来行之有效的健康养生知识，把中医最精髓的文化内涵用浅显易懂的文字传达出来。

回想起多年前有名记者问我，平衡针灸自成一家，您这样轻易外传，岂不天机泄露了吗？我一直告诉我的学生，包括董峰医师，医乃仁术。我的医术是党和国家培养出来的，也是患者给予我的机会，我一定要将这一技之长献给社会，让广大百姓享受到中医创新的伟大成果，让天下百姓远离各种病痛。

尤感欣慰的是，这一点，我的学生董峰也做到了。

养心
是健康之本

董峰

我是1975年出生的,古人云:三十而立,四十不惑。我选在这个时间出书,一个是多年前我就有了为大众出养生书的愿望,但那时总感觉自己尚年轻,资历不够深厚,这些年我潜心学习,不断实践,正可谓"学无止境",学习更多,方知自己学识的贫乏,也更明确了自己研究和努力的方向。如今我的很多患者纷纷期待我能出本惠及百姓的养生书,加上出版方的真诚邀请,一切水到渠成,也就有了今天这本书的问世。

我算不上"老中医",但在别人眼里却带了几分传奇色彩,从部队起家,到中医研究生,有幸作为解放军第三批名医带徒工程的一员,跟随中国平衡针灸创始人王文远教授学习,并得到恩师的亲传;从一个中医继承者,到被国家中医药管理局安排至中国中医科学院针灸医院工作,而后创立了"五步调心疗法",还有幸担任中国老年学会平衡针灸学委员会副秘书长、中国名医论坛理事等要务。在这些荣誉的背后,我也时刻谨记父亲的教诲、恩师的培养、首长的关怀,我只是一个用心看病,普普通通的中医大夫。

我出生在山东阳信县一个普通的家庭,我非常尊敬我的父亲,他最初是为了给家人看病而学医,后来又无私地为乡亲们施药治病。年幼的我,常常去县医院等父亲下班,有时候父亲忙不过来,十来岁的我就开始帮忙。熟练了以后,我父亲不在家时乡亲们就请我帮忙扎针了。就是那时,我对中医、对针灸产生了浓厚的兴趣。

1992年,我响应国家号召入伍,初到新兵连,就以针灸这一技能赢得了战友们的厚爱,被优先选拔学习战地救护及护理操作技术。当时汽车修理和汽车训练是最热门的,而面对汽车修理技师、驾驶员、厨师、兽医这些让旁人打破头的选择,我却毅然决然地选择了"没人要"的卫生员。

因为兴趣使然,别人觉得很难、很苦的事情我却很享受。在自学中医的同时,我也不忘进修。1994年,我作为一名战士去解放军海军406医院进修麻醉师一年,之后又考入了全军区只有5个名额的第一军医大学的临床专业;2005年,考入河北医科大学中医学院攻读中医诊断专业硕士学位。学医的过程是曲折的,但我自始至终都没有忘记过父亲的教诲,也非常珍惜来之不易的学习机会,努力提高自己的职业素养。

行医多年,我发现由于现在生活节奏快,压力大,很多人都会"因气生病",也就是中医讲的"气生百病"。人体的疾患大多是由体内的气血不调、心理失衡引起来的,心理失衡是疾病的症结所在。治病先治人,治人先养心。紧紧围绕心理平衡这个切入点,一语道破"心机",一点解开"心结",这对气血的畅通、症状的改善、心理的调节,都起着至关重要的作用。

经过多年的临床实践与探索，我逐渐总结并提出自己的一套理论，就是"五步调心法"，包括"调心话""调心针""调心罐""调心药""调心膳"五步，将中医的针灸、拔罐、中药、饮食、心理疗法并用治疗。

治病，首先要抓住患者的心理症结，有针对性地进行疏导。每当有新患者来就诊时，我总是会尽力挖掘患者的内心所想，设身处地为他提出指导意见，真正进入患者的内心，为患者解开心结。此外，再结合患者体质的不同运用针灸和拔罐，虽然花的时间多了，但是可以在短期内达到事半功倍的效果，所以还是很值得。

在用药上，我也是养心为先，并根据喜、怒、忧、思、悲、恐、惊对患者的不同影响，从中医五行的角度进行配伍，来综合养心。我用得最多的就是清心火、平肝气、和脾胃、补肾气、除血瘀的方法。"五步调心法"还讲究"调心膳"，在看诊过程中，我会根据患者自身情况从膳食入手，帮他们拟个食谱，定好用量，这样量身定做养心的膳食，收效颇佳。在这本书里，我也将自己治病的"五步调心法"毫无保留，一一融到各个章节里，奉献给大家，希望对您有所帮助。

在"养心、调心"理念的指导下，我已治愈了无数的患者，也拥有了庞大的患者群，大部分都是口口相传的患者，他们的信任时刻提醒我要把这份真诚回馈给百姓。于是工作之余我还经常义诊、做培训和专题讲座，可以说足迹遍及我国大江南北，对传授自己的医疗技术毫无保留。

很多人都说我不仅是一名好的中医，还是一名好的心理医师，而对于我来说，能为老百姓做点实事，这是我父亲的教诲，也是我作为一个医师、一个党员义不容辞的事情。我感谢组织上对我的培养，感谢上苍给我能为百姓解除病痛的机会，更感谢那些因为有缘而信任我并让我不断增长诊治技能的患者朋友们。然而我的精力毕竟有限，不可能医治天下所有的病人，我写这本书的初衷就是希望大家多掌握易懂易操作的中医知识，调好了心，养好了心，自然气和心顺，不再受病痛困扰。这本书我写了4年，虽然已尽我所能，知无不言，言无不尽，但毕竟个人能力有限，难免存在纰漏，但是只要能给读者带来哪怕再小的收获也是我的荣幸了。

目录

第
四
章

——

115

顺应自然，
日常养心法

第
五
章

——

147

养心，
情绪很重要

第六章
——
177

捏捏按按，
心安身体棒

第一章

心为君主之官，
脏腑均与心相连

心是脏腑的君主，
心明是健康之本

　　我们都知道人有五脏六腑，不知道大家有没有注意到，大部分的脏腑名称中都是"月"字旁，比如肝、胆、脾、胃、肾、膀胱、肺、大肠、小肠等。这是因为在古文字中，小篆"肉"和"月"的写法极其相近，因此在用作偏旁的时候就都写成了"月"。又比如肘、膝、腰等字，很多和身体相关的部位都是"月"字旁，唯独"心"没有。"心"究竟为什么会如此特殊呢？在后文中我将会给大家一一道来。

　　去年夏天一个喜欢探讨问题的患者老张问我说："董大夫，我有很多慢性病，我该从哪里着手调理呢？"当时我毫不犹豫地说："**万病都由心生，要调理当然是先调理心了。**"在全身所有的脏腑中，心是"君主之官"，是皇帝的位置，可是不得了的。

　　老张不解地问，假如心是"皇帝"，那别的脏腑呢，都是"小兵"吗？

　　我解释说，中医里面的心，不仅包括心脏这一个器官，我们平时说的"心神不宁"，就已经表示除了心脏之外，心里还有一个"神"，身体的元神在这里。人的精神、思维都由此而出。

　　身体的各个部分在心这个"君主"的指挥下分工合作，维持我们正常的生命活动。比如说肺是"宰相"，通过呼吸调动气来辅佐心；肝是"大将军"，为心冲锋陷阵，解毒救难；脾胃管粮仓，主要负责消化食物，给身体供给并贮存营养；小肠主要对食物进一步消化吸收；大肠向体外排毒；肾负责身体的各种调节；膀胱管水道，排尿液……

总之，其他器官之所以能够顺利进行正常的生命活动，都是因为有心在主导。所以，**如果心明智顺达，那么其他脏腑也会安定，身体没有大病，人就健康长寿。而如果心受到伤害，那么身体所有的脏腑都不能发挥正常的作用，身体就会受到严重的伤害。**

老张说，肝是"大将军"说得好，都知道肝火旺的人脾气大，可不就是一个武将嘛！不过，心这个"君主"究竟有什么功能呢？

我喝了口水润润喉接着说，心作为"君主之官"的地位，可不是无故受封的，是由其强大的功能所决定的。很明显的一点就是，心通过不断跳动带来能量，心停止跳动的话，生命也就不存在了。

要说心的功能，主要是藏神和主血两方面。心产生出元神，可以调控全身的各项活动。就像我们电脑里面的程序代码一样，指挥整个电脑的运行。我们都知道人有强大的自我修复能力，这就是在心的指挥下完成的。血的重要性也很好理解，人的五脏六腑都需要血的灌溉滋养才能各守其职，没有了血，生命也就不再存在了。

老张点点头说，原来我们的元神和血液都是心管的，那么心的力量弱了，其他脏腑肯定也就不行了。

我点头称是，然后继续说，《黄帝内经》把人体的五脏六腑命名为十二官。它这样描述心："心者，君主之官，神明出焉……故主明则下安……主不明，则十二官危。"说的是将我们的身体比作一个国家，身体能够正常进行生命活动都要靠心的统帅。

我们都知道历史上有名的商纣王，宠爱苏妲己，自己天天酒池肉林，寻欢作乐，荒淫无度，无限度搜刮民脂民膏，对黎民百姓乃至国家的重要官员都肆意杀虐。那最终他的下场是什么呢？国破家亡。身体也是一样，不好好保护自己的心，整日思虑过度、暴饮暴食、起居无度、运动不当，一旦超过身体可承受的负荷，使心失去清明，那么整个身体都会处于危险之下。所以，我们一定要保护好自己的心。

说到这里，老张又说，董大夫，我知道你的绝招多，跟我说说怎么养心、调心吧。不过可不能太麻烦，最好不用吃药、不用按摩才好坚持。我告诉他，中医保健里确实有一个简单的养心小方法。

这个养心小方法叫"撞墙呵"。方法是找一块平滑的墙面，以背撞墙，然后每次撞的时候都口发"呵"的声音。在六字诀呼吸吐纳养生法中，心对应"呵"，撞墙的时候可以打通身体的经脉气血，特别适合心脏不好的人。

平时身体不是特别好的人，就站得离墙近点，撞墙的幅度小一点，待身体慢慢好转以后，逐渐加大动作幅度。长期坚持对身体的好处妙不可言，大家不妨试试，每天抽出10分钟即可。

我以前的一个邻居小王，她怀孕时在没有得到医师指导的情况下吃了一些药，结果孩子生下来就检查出患有先天性心脏病。出院后，小王抱着孩子到我这里，我就把小儿推拿的方法教给了小王。回家后她一直坚持给孩子推拿，现在孩子活蹦乱跳，上了小学后还特别喜欢踢足球。

孩子先天性心脏病和孕期妈妈误用药品或接触有毒有害的化学物质有关。在这里提醒怀孕和备孕的准妈妈们，在这个人生的关键时刻一定要注意不能胡乱服药，或者是接触毒害作用大的化学品，以防孩子患上先天性的心脏病。

心不定则气不顺，
血不畅则百病生

　　做大夫是一件特别容易结缘的事情，我和患者交流多了，最后就成了朋友。一天下午，在银行工作的小李又来到我这儿看病。一年前我曾帮助他进行骨折后的恢复和调理，他对我非常信赖。这天他一脸抑郁地说："董大夫，我现在身体非常差，整天四肢僵硬，背疼、脖子疼、头昏脑涨，今天给客户处理业务又犯错了，再这样下去我的工作都丢了。"

　　我给小李号了一下脉，看到他舌质紫红，舌下青筋暴起。联想到他的工作性质，我的心里就有谱了。

　　我问小李，他每天的工作是不是很忙，是不是都坐着不怎么运动，心理压力比较大？小李连连点头称是，说他们网点客户特别多，他今年又想多做点业绩，表现一下自己，现在基本上天天加班，每天工作超过12小时，回家就懒得动了，也就是坐在电脑前，上网玩游戏。

　　我告诉他，他之所以生病，就是因为心里事太多，坐的时间太长，身体气血运行不畅。如今他身体血瘀的情况已经很严重了，没有良好的气血循环，瘀血滞留，新鲜的血液无法滋养颈部，就有了颈椎病；更不能上达头顶，所以经常头昏脑涨，要是再不加以调理，以后脑溢血、心肌梗死都会随之而来。所以我在他的头顶、后脑勺和大椎穴进行按摩和调理，很快他就感觉颈部不再僵硬，头脑也开始清明。治疗结束后，我又给他开了点活血化瘀的药，解决了瘀血的问题，并告诫他要定时活动，否则身体还是会气血运行不畅，产生瘀血。

在《黄帝内经·素问》中就有记载："人之所有者，血与气耳。"人体的五脏六腑、骨骼经络乃至毛发皮肤都必须依赖气血的滋养，没有气血就没有生命。而气血的根本来源，就是我们的心。

我们所产生的各种疾病，大多是因为不能平心静气，气血瘀滞的原因。瘀血是产生气血紊乱的重要因素，各种原因出现的血行不畅，均可形成瘀血。**而利用中医养心的方法疏通气血，调节气机升降，平衡气血阴阳，改善身体内环境，就可达到防治百病的目的。**

现代社会，越来越多的人从体力劳动转向脑力劳动，再加上营养过剩，却懒于运动，还有压力大、作息时间紊乱等不健康的生活方式，都在损耗我们的气血，导致身体气血不足、气血不畅。脏腑为了维持正常的生命活动，必须超负荷运转。一天两天没有问题，时间久了，必然导致经络不通、脏腑功能衰弱。在面对自身代谢废物和外来病邪的双重压力下，生病也就成了意料之中的事情。

如果您的身体出现了下面这些症状，那就要注意了，因为身体可能已经气血不调了。

① - 面色苍白，唇色暗淡，疲倦无力，头晕耳鸣，脱发。

② - 失眠或睡眠质量差，白天犯困，心悸，胸闷，舌头肿大有齿痕。

③ - 肢体酸痛麻木，手脚冰冷或莫名手心发热，食欲减退，恶心呕吐，腹胀腹泻，小便不畅，便秘。

④ - 女性经期推迟或提前，已过更年期尚未闭经；男性会阴、睾丸坠胀不适。

其实，人体85%的疾病可以靠自身调节恢复健康。只要保持心的清明，心情愉快、神经松弛，很多病都可以不全靠医师。

有一天，我在北京崇文门附近吃饭，遇到了以前的一位患者，跟我打招呼我都没认出来。她之前来我这儿调理过更年期综合征，当时，她面色苍老，一说话就能看出脾气急躁，火气很大。而那天我发现她气色好了很多，简直比上次见到的样子年轻了十来岁。

她见到我很热情，说她之前心情很郁闷，干得比别人多，升职加薪还没有份，整天操心孩子，父母的身体也不好，心从来没有静下来过，觉得生活苦闷，特别爱生气。后来听到一句话："人不是为了受苦才活着，要活在当下，享受生活。"一下子就释然了，然后她参加了一个志愿者协会，经常去参加社区活动，帮助孤寡老人，不总在自己的世界里生闷气。心定了，气就顺了，看问题的角度也不同了。

告别的时候我感悟颇多。无论在家庭还是工作中，我们总会遇到各种各样的烦心事、生气事，这就需要我们保持一种豁达大度的心态。乐观、豁达一点，身体健康才是最重要的。

如何让身体的气血流通起来呢？在这里我教给大家一个在中医上很简单的养心顺气法，就是"胳膊扭扭功"。大家都知道足疗，足部有身体各个脏腑的反射区，其实胳膊上也有。整个胳膊可以看成一个身体，手部是头、腕部是颈、肘部是腰。练习这个方法的时候，双手虚握拳，由手掌带动腕部和肘部，尽力先向外扭转10次，然后再向内扭转10次。这是一套动作，不拘时间，想起来了就可以做。经常做这个动作可以加快头、颈、腰及四肢的气血流通速度。每天坚持做一做，非常有好处。

心藏神，养出精气神，疾病不上门

有一个夏天的晚上，居委会的赵大妈来到我家，说现在大家对养生都很关注，居委会打算往布告栏里贴一些养生防病的文章。讨论后一致认为我是这方面的专家，给小区里不少人都看过病，大家也都信服我。她征集了小区居民的不少疑问，就等着我给回答了。我看着一张纸上密密麻麻的问题，不由得头皮发紧，但是我可不敢"忤逆"或者敷衍我们热心肠的赵大妈，给她倒了杯茶后，老老实实地接受了她的"采访"。

问：人为什么会得病呢？

答：人之所以会生病，一般分为内因和外因两种。外因就是外界的因素，像风、寒、暑、湿、燥、火，如天突然刮大风，冬天太冷，夏天太热，空气太湿、太干，这些外界不可抗拒的因素就是外因。

内因在中医叫作七情，就是情志太过，比如说过于喜、怒、忧、思、悲、恐、惊。历史上有一个大将军打了胜仗，兴奋过度，大笑几声，过喜而死。再比如《范进中举》里的范进，也是情绪过于激动，才导致痰迷心窍，这种因为自身情志不调导致的疾病就是内因。

在现代社会，很多外因都可控了，比如说冬天很冷，但是现在有暖气；温度太高，有空调；空气干燥，有加湿器……这使得外因已经不是主要的致病因素了，也就是说，现在的人得病最主要的因素就是人本身的习惯，比如有的人天天熬夜，有的人暴饮暴食，有的人思虑过度……这些都会伤害自己身体，导致气血无法良好地运行，就出现了疾病。

问：有没有什么食物或者药我们吃了就可以不得病呢？

答：世界上没有起死回生、包治百病的灵丹妙药，也没有吃了以后百病不生的食物。因为食物或药很多都是有偏性的，人也是有偏性的。

比如体寒的人，我们给他吃热性的；上火的人适当给他吃偏凉性的。所以几乎不存在包治百病、人人长期吃都健康长寿的东西。粗茶淡饭一样养人，山珍海味一样害人，**饮食的原则是给身体提供能量又不给身体添负担。总的来说，最好的食物就是我们餐桌上最常见的食物**。所以，即使是食疗，别人有效，但你不一定有效，适合自己的才是最好的。

这个时候赵大妈说："还真是，当年流行喝绿豆汤时，小区里的邱阿姨喝了以后身体感觉很好，我喝了一个月，把自己的胃喝得很寒，东西都不能吃，还是你给我治好的。"

问：那么就没有方法让我们身体不生病或少生病吗？

答：其实是有的。养生之法，当先调心。我们都说，下士养身，中士养气，上士养心。要想身体健康，就要把心调好，心定则气顺，气顺则血畅。气血顺畅的人怎么会得病呢？

相反，负面情绪在开始的时候会消耗人的气血，导致气血不足，人体不能得到正常的滋养，于是小到感冒、发烧，大到高血压、肥胖、心脑血管病、癌症疾病都会接踵而至。

问：心的力量真的这么神奇吗？

答：心的力量是无比强大的。生活中有很多这样的例子，同样是危重的病，如癌症，有的人心态调整得很好，活得时间也很长；而有的人得知自己重病的真相，承受不住，很快就去世了。

其实人的身体构造是很完美的，我们每个人都有强大的自我修复系统，所以，我们在生病的时候，外部因素只能起辅助作用，好的医师都会调动病人自身的力量。所以与其迷信药物和实验数据，不如相信身体的感觉，相信身体的自我调节能力。健康，从养心、调心开始。

问：日常如何调心、养心呢？

答：我们要护好心的阴阳气血，所有过度伤心的事情都尽量避免。像心里总是事太多、生活不规律、总是熬夜，这些大家都知道的不良习惯和心情一定要避免。心胸开阔一点，不要总是斤斤计较，否则最后受伤害的还是我们自己。

自己平时可以在手臂内侧轻轻捏一捏、拍一拍，找找是否有小结节或者非常酸痛的敏感点。如果有，那就要有意识地拍打敏感的地方，最好拍出痧点或包块，然后用刮痧板，顺着手臂内侧从上到下刮痧。因为心经和心包经主要分布在手臂的内侧，经络的走向是自手臂向手指的，振奋调节心经和心包经可以有效调心养心，去除瘀阻。刮痧之前最好在自己的手上涂点润滑油，初次刮痧的人力度不用太重，慢慢地自己熟悉了，就能掌握火候了。

刮了痧之后要多喝水。我曾经有一个病人自己刮痧刮得太重，也没有喝水，导致心火、血瘀下移小肠，小便特别黄还疼痛。这就是因为刮了痧，体内代谢废物需要通过尿液或体液排掉，这个时候不喝水，尿液或体液中的有害物质过于堆积，会导致身体无力，小便疼痛。其实，这都是排毒的反应，不用太担心。

劳累引心阳不足，
易生百病

我接诊过很多IT界的精英，发现他们普遍工作劳累，经常熬夜，眼睛、颈椎一般都有问题，还有一个共同的特点，就是阳气不足。一年前，一位网站工程师小姜来到我处看诊。那个时候才初秋，他一个1.8米的大男人就已经穿上了毛衣。

小姜告诉我，他现在经常胸闷喘不上气，晚上加班多，平时睡眠也不好，之前有同事和他症状一样，现在已经突发心肌梗死住院了。他觉得很害怕，就想过来调理一下。我看了看他的脸色，号了下脉，心里有底了。我就问他是不是小便次数很多，活动后就容易喘气、憋闷，还经常很疲惫。他连连点头，说他特别怕冷，从来不敢吃凉的东西，穿得比别人都多，还整天怕冷。

我告诉他，他最大的问题就是心阳不振，阳气少了，就没有足够的动力来推动血液和水液的正常运行。一般血得温才流动顺畅，遇寒则停滞。阳气衰弱，不能温养心脉，就会出现一系列的阳虚症状，如面色苍白、怕冷、胸闷、水肿等。这个时候必须得调理一下，不然血液停滞，身上各种病就冒出来。我给他用桂枝甘草汤打底，加了龙骨牡蛎这两个药补益心阳，潜镇安神以振奋心阳，从新促使气血正常流通。

然后，我又教他艾灸的方法，建议他使用携带方便的温灸盒多灸关元、足三里穴以补心温阳。他说位置太多了不好记，我想了想，只灸一个地方也可以，就是神阙穴，即肚脐。常灸此处，可以沟通阴阳，将艾草的阳气直接吸收到人的身体，振奋心阳，改善心阳不足导致的各种症状。时间上每天控制在30分钟到1小时就可以了，最主要的是一定要坚持。小姜听了我的话，一直坚持艾灸，过了半年来复诊，身体好多了。

不知道大家是否知道，高秀敏、侯耀文等演艺明星都是因为冠心病而离世的。其发病原因很大程度上是由于心阳不足，导致身体气血不流动，心脉不通。说到心阳，就要先讲一下阳气，阳气就好像做饭的火，有火，才可以将食物由生的变成熟的。

《黄帝内经》中提到："阳气者，若天与日，失其所则折寿而不彰……阳者，卫外而为固。"也就是说，人体的阳气像太阳一般，如果天上没了太阳，地面也就万物不生；人若没有阳气，生命就会停止。

长寿的人往往是阳气足的，相反，阳气虚乏就不能抵御外邪的侵袭，人就很容易生病。如果体内阳气的火力不足，人体的气、血、水等物质，就无法正常气化，停聚身体局部，导致一系列的阳虚症状。总的来讲，心阳虚乏容易出现以下症状。

①—失眠，便秘，手脚冰冷，畏寒怕冷，胸口憋闷、刺痛，口舌发紫，尿少水肿。

②—精神萎靡，神思衰弱，反应迟钝，迷蒙贪睡，懒言声低，面色苍白或青紫。

③—动则出汗，时常会心跳过速，有心悸症状。

那么，人为什么会心阳虚呢？原因有很多，像久病体虚、思虑过度、过量服用生物合成的药品、起居饮食无度等，都会导致心阳虚。阳虚则寒，气血流通无力，五脏六腑失养，人自然也就容易生病。

前面介绍了这么多，主要是想给大家阐述这样的理念，也就是**阳虚则寒，寒则易生百病**。要想不生病，必须保证心阳不绝，如此身体才能进行正常的生命代谢，整个人也就会焕发出勃勃生机。

如果人的阳气充足，就有足够的气来保护我们的身体，这是人体最厉害的屏障，如果全身上下充满阳气，人是不会得癌症的。如果不相信，大家可以去问问得癌症的人，他们身体都偏寒，一到冬天手脚都是冰冷的。而癌细胞最喜欢的就是这样停滞的寒气，所以癌症到末期时，患者大多身体寒极，出现腹水或是下肢积水，在这样的环境里癌细胞可以肆无忌惮地繁衍生息，吞噬我们的生命。所以**要想不得癌症，就要先振奋心阳**。

如何振奋心阳，使身体充满热气呢？我前面已经讲过，身体的热是由心脏产生的。由于肺在心脏上方，肺可以将热气向下导入小肠和四肢中，所以说正常人头面身体皆是凉凉的，而手脚是温热的。手脚冰冷是心阳不足所造成的，此时很容易出现身体抵抗力弱的情况。

所以，我们要想尽一切办法提高我们心的火力，来振奋心阳。心阳极虚的人可以在医师的指导下服用桂枝甘草汤，它是振奋心阳很好的方剂。而对于普通人的日常保健，我非常推荐艾灸，像神阙（肚脐）、足三里、关元穴都是很好的穴位，长期坚持，一定会有意想不到的效果。

最后再啰唆一句，有服用保健品习惯的人，尽量少买人工合成的保健品，最好选用天然的。人工制品就算是保健品，也会消耗人的阳气，导致心阳不足。其实，想摄取营养，最好还是从我们日常的食物中来，廉价又安全，何乐而不为呢！

操心致心阴不足，
耗尽心血身子虚

　　每个人身边都有爱操心的人，什么事情都要过问，整天都在忙忙碌碌，他们似乎有操不完的心，办不完的事。我的一个表姐就是这样一个人，她今年50多岁了，非常热心肠，亲戚朋友家有事都会去帮忙，自己也是一个善于持家的人，家里大大小小的事务都在管，每天忙里忙外的。

　　一天我去她家吃饭，看她精神很差，面色发红，嘴唇干裂，就问她怎么了。她说进入更年期了，每天都感觉很热，现在总觉得渴，喝了水也不怎么缓解，每天都口干舌燥的。

　　我让她伸出舌头，看她的舌头发红，甚至连舌苔都没有了，就问她，是不是每天晚上睡觉的时候都会出很多汗，醒来的时候汗就没有了，睡衣被子总是黏黏的。得到她肯定的答复后，我对她说，她现在心阴虚的情况比较严重，得赶紧调理了。

　　她就感觉很奇怪，不是所有的人更年期都是这样的吗？我告诉她，更年期闭经，自己身体就在变化、调整，以适应生理上的这种改变，稍微地潮热、盗汗对身体没有太大的影响，但是像表姐这样喜欢操心的人，平时就比较耗费心血，日久会造成心血亏虚，导致心阴不足。这个时候更年期的症状一来，过度盗汗更会加重心阴虚，如果心阴虚不及时调理，下一步会出现失眠健忘、心力不济等状况，加速衰老，还有可能会导致高血压、糖尿病等一些代谢疾病。

在此提醒各位爱操心的读者，尽量少操心，对一些细枝末节的小事，能不管就不管。一般有心阴亏虚的人我都会推荐一个中成药——天王补心丸。天王补心丸滋阴养血、补心安神的功效非常好。有心阴亏损的人不妨在医师的指导下试一试。

我们知道，**大到自然界，小到人体，都讲究阴阳平衡，阴平阳秘是最理想的状态。心这个君主指导全身的生命活动，离不开阳的推动，同样也离不开阴的滋养。**就像烧一壶开水，火是阳，水是阴，没有火，水不会烧开；而没有水，只有火，我们不仅得不到开水，还会把水壶烧坏。

那究竟在什么状态下人体容易心阴不足，阴虚火旺呢？一般来说，像久病体虚、思虑太过、情志不畅或心火太大都会过度消耗人的心阴，出现虚热内生、阴虚火旺的症状。出现心阴虚的人基本都有以下症状，大家可以"对号入座"，自我判断一下自己是否有心阴不足的情况。

---

①- 潮热，盗汗，面红，手足心热。

②- 口舌生疮，舌红少苔，口渴咽干。

③- 心烦，心悸，失眠，多梦。

在食疗上，我建议心阴不足的人常喝小麦桂圆莲子粥。取莲子6枚、桂圆肉10个、小麦20克、小米20克，煮到莲子酥烂即可。两天喝一次就可以了，最好当作晚餐食用。莲子养心安神，桂圆补气益血，小麦养心健脾，小米安神养胃，这四者煮粥喝可以很好地缓解由心阴不

足导致的各种症状。

睡觉时出汗，醒后无汗就是盗汗。盗汗可由很多种原因导致，其中一个很重要的原因就是阴虚不能制火，而身体火大了会导致体内的津液更少，阴虚更甚。

普通人阴虚盗汗一般都是暂时性的，比如人病刚愈时，对于这种短时间的盗汗喝乌梅大枣汤就可以了。配方是乌梅9个、去核大枣3个，加水煮15分钟，加入适量的冰糖调味，每天代茶饮用就行了，一般喝3天盗汗的症状就会明显缓解。

对于更年期的潮热盗汗，我推荐当归六黄汤。当归六黄汤由名医李东垣所创，被称为"治盗汗之圣药"，主治阴虚火旺所致的盗汗。临床上使用时，我发现它治疗更年期盗汗乃至更年期综合征效果都非常好。

临床资料显示，80%以上的更年期女性都会出现耳鸣口干、五心烦热、心悸乏力、失眠多梦等心阴虚的症状，持续时间或长或短，有的严重影响了女性的正常工作和生活。我本来是想给我表姐开点药调理或者让她去我的门诊做理疗，可是她说家里总是有事，走不开，问我是不是可以服用一些中成药，当时我就想到了当归六黄丸。她服用一个疗程后，盗汗症状就轻了，三个疗程后各种更年期症状都明显缓解了。

受这件事启发，我在临床上治疗更年期综合征的时候就经常开当归六黄丸了。在这里分享给大家，有类似问题的人可以在中医的指导下适量服用此药，以缓解更年期的不适。不过由于个人体质不同，在服药前最好咨询医师，不要擅自服药。再多说一句，中医认为人体是左血右气，普通人晚上朝左侧睡更利于血液归肝，利于身体排毒造血，所以推荐一般人左侧睡。但是对于更年期的女性而言，右侧睡更好，因为血在上、气在下，更利于身体自我调整，缓解更年期的症状。

心神不安、心血瘀阻，
肝气自然郁滞

　　肝脏是人体内最大的器官，而且是唯一没有痛感的器官。它天天兢兢业业地代谢解毒，任劳任怨，而且自我修复能力特别强，是人体唯一可以再生的器官。在西医的眼里，肝脏是一个代谢系统，一个解毒的脏器，所以它也是最易污染的器官。在中医的眼里，**肝有两大功能：主疏泄和藏血**。说到主疏泄，女性朋友生理期前总有那么几天会脾气不好，就是因为肝脏的血液少了，脾气就差了，容易发怒。

　　那么心与肝之间究竟是怎样的关系呢？在这里，我给大家分享一下我的一个医案，看看两者的关系。

　　行医多年，由于经常和外国人打交道，我发现他们对经络穴位的敏感程度，甚至比我们国人都要更加厉害。所以，尽管语言不通，我还是很喜欢接诊外国人，看到他们对中医的赞叹，心里就很满足。一个春天的上午，一位也门来学汉语的小姑娘带着她的朋友来到我处。

　　她的那位朋友是到中国来攻读工科博士，已经35岁了，来到中国以后，虽然很刻苦，但由于自己的汉语不好，和实验室的人交流少，工作进展非常缓慢。再加上她对远在也门的孩子很思念，所以经常闷闷不乐，生理期紊乱，体检也发现有了乳腺增生，还时不时两肋疼痛。

我看她面色不佳、舌质浅淡、舌底青筋凸起、脉细无力，就知道她心肝血虚、心血瘀阻，导致肝气不舒，才出现生理期紊乱、乳腺增生这些肝郁症状。我选取腹部和脚上的穴位来推动心血运行，化解血瘀，使肝恢复正常。然后我用3个疗程的针灸加食疗，使她逐步恢复了健康。

心与肝的关系主要表现在两个方面。一个是血液运行方面，心主行血，是血液运行的枢纽；肝藏血，是贮藏血液、调节血量的重要脏器。两者相互配合，心血充盈，血行正常，则肝藏血充足，疏泄有度。而心血瘀阻或虚乏可累及肝，导致心肝血瘀，常见有面色无华、心悸、头昏、目眩、月经量少色淡或有血块等。

另一个是精神情志方面。心藏神，肝主疏泄，心血充盈，有助于肝气疏泄，情志调畅。肝气疏泄有度，则心情畅快，也有利于心神内守。而心神不安易肝气郁结、肝火旺也会导致心火亢盛容易出现精神恍惚、情绪抑郁、心烦失眠、急躁易怒、心悸、胁肋疼痛等情况。

我们在日常生活中要保持精神愉快，肝的疏泄功能才能通畅；肝气舒调，心也就平和得多。

如今环境污染严重，我们生活中接触的有害化学物质越来越多，人们生活节奏快压力大，加班、应酬、熬夜是家常便饭，再加上饮食不规律、缺乏运动等不良生活方式干扰我们的气血运行，导致肝功能低下。

此时身体的平衡协调功能减弱，女性容易得乳腺增生、子宫肌瘤、月经不调、神经性头痛、慢性肠胃炎等疾病，很大程度上都是由肝郁气滞造成的。所以女性朋友一定要注意养肝护肝。而对于男性朋友而言，一定要注意适量饮酒，现如今因为酒精引发的肝脏问题在男性中十分常见。肝气郁结、肝火太旺还容易诱发高血压等症。

对于平时肝气不舒的人，我一般都会推荐菊花乌梅玫瑰茶。取菊花6朵、乌梅2枚、玫瑰7朵泡水喝，就可以缓解由肝瘀、火旺、气滞引发的各种症状。菊花味苦去火，乌梅味酸干化阴，玫瑰活血化瘀，三者搭配最擅去心肝之火，化心肝血瘀。此外，平时多吃点枸杞子、猪肝、胡萝卜，对肝也是很好的。

保肝护肝还有一点非常重要，就是保持心情舒畅和睡眠质量。肝主怒，过怒伤肝，**养肝就是先养心、安心，调节情绪**。我们要正确地认识自己，努力去适应环境，多交流、多倾诉，心里有什么不痛快的事情千万不要憋着。长寿的秘诀，说白了就是性格开朗、心态平和、很少发怒。

生气发怒特别容易导致肝脏气血瘀滞不畅而成疾。像三国里面的周瑜，自己有举世公认的才干，家有如花美眷，竟然活生生被气死，人死了可就一场空了。所以当自己要发怒的时候，要多换位思考，及时制怒。当然，偶尔发发火对身体没有太大的影响，心里有了火发出来，肯定比一直闷在心里要好。

良好的睡眠对养肝护肝尤为重要。中医讲人卧则血归肝，肝藏血充足，就能保证肝功能良好。长期睡眠不足，使本来要进入肝的血液因行使其他功能而损耗了，肝得不到血的滋养，会造成肝火越来越旺，人也就容易情绪暴躁，爱发脾气。

现在很多年轻人都有熬夜的习惯，有不少人的肝病其实是"熬"出来的。很多人凌晨1点前都不睡觉，一般人在熬夜后双目赤红的现象就是已经伤到肝了。在这里我要提醒大家，特别是年轻人，**每天晚上11点至凌晨3点是肝胆修复、排毒的最佳时机，在这个时候一定要上床睡觉，多让身体休息**。只有身体好，才能更好地享受生活。

心事一多，
脾运化就差

2008年北京奥运会的时候，一天晚上两点多，我被电话叫醒了，说车已经开到我家门口，让我赶紧带上药箱，马上去一位局长家出诊。

在路上我了解到，原来生病的是一位负责奥运会安保工作的局长，这位局长因为工作的原因，那段时间事情非常多，身体超负荷运转。很长一段时间一直吃不下、睡不好，因为一心扑在工作上，也不太在意。今天晚上突然胃痛难忍，都快晕过去了。因为现在是特殊时间，工作需要不方便进医院，就让我去紧急处理一下。

到了这位局长家里，看他大汗淋漓，用手捂着胃部，我赶紧过去号了下脉，发现是心火上炎，脾胃虚弱。于是，我就在他双脚上各下一针，同时让人按摩他的胃部。过了一会儿，他排了一些气，胃也就不疼了。工作人员说他晚上已经好久没有睡好了，我就在大脚趾上给他灸了30分钟，还没灸完，这位首长已经沉沉睡去。

因为他身体相对比较虚弱，之后一段时间，我都在给他调理身体。不久，这位局长胃口慢慢恢复了，脸色也红润了，到奥运会结束的时候，他身体已基本恢复。

生活中很多人都会遇到这样的问题，遇到麻烦的事，或是工作压力太大，就会感觉吃东西不香。很多孩子在考试期间也会吃不好、睡不香。这个时候即使吃了饭也不易消化，容易腹泻，还经常疲劳乏力。

这主要是因为，**心为君主之官，是五脏之主和全身血脉的总枢纽。心如果不平静，思虑过多，其中一个很典型的特征就是脾运化变差。**

大家都知道，脾主运化，是气血生化之源。我们吃进去的食物，经过脾的运化，被人体消化、吸收后才能变成营养，经血液输送到全身，供给正常的生命活动。如果人思虑过度，就容易伤及心血，而心血不足又会影响到脾的运化，造成少食、腹胀、身体乏力等心脾两虚的症状。

《黄帝内经·素问》说："思则心有所存，神有所归，正气留而不行，故气结矣。"意思是说，一个人如果心里考虑的事情太多，精神过度集中，就会使体内的正气停留在某个部分而不能正常运转，以致"气结"。其实，原本一个人有点心事，或者是短时间内思虑较重，对身体的生理活动并没有什么影响，但长时间内思虑过度就不行了，会影响我们体内气机的正常运行。气一停，血也跟着瘀结，脾胃得不到滋养，消化功能当然会减弱了。

一般来说，不管是什么原因导致的脾胃虚弱，我都会推荐小米红薯山药粥。将小米30克、红薯100克、山药30克一同煮粥即可。大家别看这几种食材普通，功效却大大不凡。小米和红薯补脾胃、促消化；山药补中益气、健脾和胃。每天吃一碗，连续吃一个月，您就会发现自己的气色大大不同。食疗见效没有针灸、药物来得快，但是作用持久，不会对身体产生伤害，一般不是很严重的病人，我都会推荐食疗。

如果脾胃有毛病，尤其是胃痛症，按揉公孙穴效果很好，在给那个局长调理的时候，我有意识地在公孙穴上下功夫。公孙穴在足内侧缘，

第一跖骨基底部的前下方，赤白肉际处。它是脾经的络穴，也是八脉交会穴之一，经常按揉健脾益胃的功效很是不凡。大家不妨在晚上泡脚后，多用手指捏捏，力度以感到酸、胀、痛为宜。每天也不用捏太长时间，每侧5～8分钟就行了，长期坚持就可以和脾胃疾病说再见了。

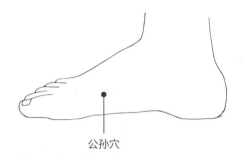

公孙穴

每天晚上泡脚后，捏捏公孙穴，可以保护脾胃、养心调心

养脾的关键还在于养心，避免思虑过多，心思重很伤脾。对于一些生活中喜欢操心、心思细腻敏感的人来说，要让自己神经粗放一点。工作时就认真工作，工作之外要放松自己，不要再想工作中的问题。生活中的很多问题都要顺其自然，不能做到的事不要强求。

遇到解不开的事情，就让时间去"解"它，过了那个时间你也就发现，世界上没有过不去的坎，当时出现的问题并没有你想象的那么难解决。

心血不畅，
肺气自然不通

　　我打赌，现在不论男女，十个人有八个人阳气不足，体质偏寒，其中以女性更为严重。有一个冬天的下午，一位很有名的女演员来到我处咨询。

　　这位女士一来就跟我说，她怀疑自己得了严重的肺病，但是去医院没有检查出来。我赶紧问她，凌晨3~5点是不是会失眠？她摇了摇头说不会，我稍稍放下心。我再问她咳嗽吐痰有泡沫吗？她又说没有。我给她号了号脉，看她即使化了妆也难掩憔悴苍白的脸色，舌苔也发白，四肢冰凉，就知道她寒气侵肺，严重凝滞了气血。于是我问她是不是感冒反复发作，久治不愈。

　　她点了点头说，因为在冬天拍戏，剧情需要所以穿得少，还有落水的镜头，拍完戏就感冒发烧了，当时吃点感冒药好了。谁知道从那以后隔三岔五就感冒，还久咳不愈，吃了很多药就是不好，现在她非常担心，怀疑自己患了慢性肺病。

　　我就告诉她，放宽心，她只是体内寒气太盛，不注意保暖，还自作主张地吃了很多西药，这样寒气持续伤害肺，造成她现在经常感冒，呼吸系统的症状特别严重。

通常这个时候，我会在病人的背部和胳膊内侧刮痧以去除寒气，但考虑她工作的特殊性，我就给她开了汤药，嘱咐她多加保暖。在五行上，心属火为"喜"，能克肺属金的"忧"。我让她以后少担忧，否则会加重疾病，应该多笑笑，有利于缓解肺部的痛苦。果然，后来她再找我复诊的时候，体内的寒气就去了大半，各种症状也缓解了。

下面我们大家来简单了解一下心与肺的关系。

我们已经知道心主血，属火，"血为气之母"。而肺主气，属金。**心与肺的关系，主要表现在血液循环与呼吸运动上**。肺通过呼吸，呼出浊气，吸入清气，完成体内外气体的交换。而肺吸气的过程，必须依赖血液的运载才能布达周身，浊气也靠血液运输才能到达于肺，排出体外。所以，只有心的功能正常，血液流通顺畅，身体的呼吸才能通畅、均匀，体内外气体才可以得以正常交换。

当然，心对血的主宰功能也要靠肺才得以正常发挥，"气为血之帅"。身体的气由肺产生，只有身体的气充足，才能带动正常的血液循环。

所以心与肺之间在生理上联系密切，在发生病变时亦常互相影响。气行则血行，血至气亦至。若血无气推动，则瘀滞不行；气无血运载，则涣散不顺。因此，肺的功能失调，可使心血运行失常。反之，心的功能失调，也会影响肺的宣发和肃降，从而出现心肺亏虚，身体气机不顺。

肺直接接触外界的空气，所以外界寒气会直接侵扰到我们的肺部，天地的寒气会直接从肺部干扰我们的身体。中医认为寒则凝，寒气会让气血流通不畅，若寒气常干扰肺，人就会经常感冒和出现一些呼吸系统的病症。

当然许多从不感冒的人体内也是有寒的，只是暂时没有发病而已。

如果自己有脸色苍白，喜欢热饮，舌苔淡薄发白，小便清长，痛经，手脚冰冷这些特点，都是说明体内有寒，需要及时调理。

熟悉我的朋友们都知道我的身体素质比较好，基本上不会感冒发烧，很多人向我请教我日常如何保养的秘诀。下面我把自己的方法说一下，其实都是很平常的事情，如果能帮助到大家，也算是我的荣幸了。

我基本上很少吃凉的、冰镇的食物。如今我们有了冰箱，很多人不管冬夏都喜欢吃凉的东西，其实这对我们的身体伤害特别大，身体的火力就是在寒凉的食物中慢慢熄灭的。在夏天，温度高，人体毛孔大开，我都是宁愿热一点，也不会贪凉长时间吹空调，否则寒气就会肆无忌惮地进入我们的身体里。再就是感冒了不要盲目吃西药，很多西药吃了见效很快，但是西药会抑制身体排寒气，将寒气滞留在体内，所以希望大家不要一感冒就去吃西药。

如果受了寒，感觉快要感冒了，这个时候我会喝大枣生姜红糖水。一般加大枣9颗，红糖50克，生姜50克切成丝，煮上1000毫升的水，趁热喝完，再睡一觉，出出汗，第二天感冒迹象就没有了。

其实打喷嚏是身体自动驱除寒气的表现，要是有了打喷嚏的欲望，一定不要遏制。不知道大家有没有这样的体会，打几个喷嚏后身体会暖暖的，这就是体内的寒气会随着喷嚏排出体外的缘故。

操劳致心肾两虚，
水火不交

2014年我接诊了一个企业的老总，他在越南投资的企业被严重破坏，经济损失严重，而且人心惶惶，很多国内的员工都不愿继续在越南工作。他为这件事愁得晚上失眠多梦，白天心悸烦躁、精神不振，腰还疼得厉害。

我诊断了一下，发现他心肾两虚，水火不交。腰为肾之府，肾为水脏，主骨生髓，若肾水不足就会出现腰酸背痛。肾水不能上济于心，无法助心阴以滋养心阳，就会导致睡眠不好。我以补肾养心、交通心肾为原则，给他施了几次针，开了几剂中药。在治疗结束的时候，他的工厂运作又恢复了正常，他没有心理的压力，病好得更快了。

现在很多人都有心肾两虚、水火不交的病症，关于此类病症的原因，还得从心肾的关系说起。《中藏经》提出"水火相交，阴阳相应，乃为和平"，指出阴阳相交相应才正常。从升降关系来说，肾位于下，以上升为顺；心位于上者，以下降为和。心肾之间相互滋生、相互制约。

五行中心属火，肾属水。心火下降于肾，温煦肾阳，使肾水不寒；肾水上济于心滋助心阴，制约心火使之不亢。清代《傅青主女科》曰："肾无心火则水寒，心无肾水则火炙，心必得肾水以滋润，肾必得心火以温暖。"指出心肾之间上下交通、水火相济，方能维持身体协调平衡。

在生理情况下，心与肾之间相辅相成，才能使五脏六腑阴阳保持协调平衡。**心肾相交、水火相济是正常的生理状态**。在病理变化上，心肾可以相互影响。例如心阴不足导致肾阴不足，从而产生心肾阴虚火旺的症状。西方医学也研究证实，肾脏功能减退时，心血管疾病就会高发。如果大家出现了以下症状，就是已经出现了心肾不交。

①－心悸心烦，失眠多梦，健忘，头晕。

②－耳鸣，腰膝酸软。

③－畏寒，面色白，水肿，尿少色白。

有以上症状者不妨日常取去核桂圆9个，莲子、大枣各5颗，枸杞子15克，一起泡水喝。这4种食材养心安神，补益肾精，温补气血，常喝此茶可以达到交通心肾，让身体水火相交。

说到让身体水火相交的秘方，我特别推崇国学大师南怀瑾的花椒、桂圆、艾绒敷肚脐的方法，现在把它写出来与大家分享。

桂圆肉1枚（最好买带壳的，自己剥掉壳，完整的桂圆药效相对比较好），花椒7颗（最好产地为四川），一同碾成细末，加上3年以上的陈艾绒少许，然后一同打烂搅拌均匀，使三者充分融合即可。一次制成的药量可以供两次使用，使用的时候取药的一半，揉成团，每天晚上睡觉前敷在肚脐上就可以了。

桂圆补心益气、养心安神，花椒温中散寒、除湿止痛，艾绒通经活络、行气活血。肚脐即神阙穴，可使身体直接与外界相连，使身体充分吸收三者药效，坚持一段时间后身体会达到心肾相交、水火相济的状态，能有效缓解各种肠胃病，人吃得香，睡得好，身体自然也就健康了。

心脑相通，要想脑子好使，还得靠养心

在前面我讲过，心是身体的君主之官，主神明。这个时候肯定会有很多人困惑，使我们正常思考的不是大脑吗，不应该是大脑主神明吗？这个问题我们不急着回答，让我们先看看下面这两则新闻。

国际在线曾报道过，美国一名37岁的女士米歇尔·马克虽然天生只有半个大脑工作，但是她仍能正常说话，还从高中顺利毕业，现在工作也很顺利。

英国权威医学杂志《柳叶刀》也刊登过类似的案例，法国一名44岁的公务员，脑室里充满了脑脊液，原本正常的脑组织受挤压薄得像一张纸。令人吃惊的是，这位"几乎没有大脑"的人智力正常，不仅像常人一样娶妻生子，还在政府工作，是一名合格的公务员。

从这两则新闻我们可以看出，即使大脑"不完整"，人也能正常生活、学习和工作，这是为什么呢？我们该如何看待心和大脑的关系呢？

其实开篇就讲过，中医所谓的心不单单是心脏。心属火，主神明，有关思维、认知的这些功能归心。在具体器官上，脑有思维的功能，中医认为其也隶属于心的管辖。《医学衷中参西录》说："心脑息息相通，其神明自湛然长醒。"心主神明，脑为元神之府；心主血，上供于脑，血足则脑髓充盈。故心与脑相通。所以，对于脑萎缩、心脑血管疾病、老年痴呆症（阿尔兹海默症）等心脑方面的疾病，中医就会从心上找原因。

要想脑子好使，思路清明，精气神俱佳，一定还要靠心来养。心的功能正常的时候，我们头脑清晰，思维敏捷，精力也会特别充沛。但要是心的功能低下或异常的时候，就特别容易出现一些精神方面的症状，比如说健忘、失眠多梦、神志不清、无缘无故的情绪失常等，现在所说的老年痴呆、脑瘀血等疾病也和心有关。

医学上有"植物人"的说法，他们的脑组织受到严重损伤，完全失去知觉，但心脏仍在跳动，生命得以维持。如果修复得当，神志还是有可能恢复的，有很多"植物人"就在亲人无微不至的照顾下苏醒过来。

心脑本一体，脑不好的话会反作用于心，影响人的神智和气血运行。不过总体来讲，还是要多多保养我们的心。心清，则头脑自明。

说到这里我想起了一位邻居的母亲，她都98岁高龄了，依然心气足得很，腿脚利索，除了有点耳背之外，别的毛病一点没有。而且，她的头脑特别清楚，记忆力很好。每次见到她的时候，老人家都是乐呵呵的。

有次，我受她孙子邀请去给老太太检查身体，检查完发现老人家身体好得很，气血也很充盈，精气神一点也不像一个将近百岁的老人。听她孙子讲，老太太年轻的时候也吃过很多苦，但是很少见她愁眉不展怨天尤人过。我当时就感叹，豁达的心态就是长寿的秘诀啊！

这里也教给大家一个养心补脑的中医秘法，就是用手梳头。头为诸阳之会，所有阳经都会汇聚在头上，按摩头部就按摩了所有的阳经。

按摩方法是，用手稍用力揉后颈，使新鲜气血可以往头部流动。用手指从额头向后脑勺梳头。遇到的小疙瘩都是经络不通的地方，可以在此处停下，多多按摩。等小疙瘩消失的时候，人体经络就恢复通畅了。每天用手指梳头10～15分钟就可以了，要想效果好，一定要长期坚持才行。

心出现了问题，
首先会影响到肠

我们常用"心腹之患"来形容问题非常严重，不知道大家有没有想过，为什么我们会把心与腹联系起来？

我有一位在山东省立医院做主治医师的朋友，有一次，他跟我咨询了这样一件事情。他说，他有一位病人腹部疼痛难忍，被120送到急诊室，医师检查怀疑是小肠急性出血。打算做手术的时候，病人的家属多说了一句，说病人有心脏病史。这时候一做心电图，发现病人的心脏问题很大。再仔细一检查，发现这位病人并不是小肠急性出血，而是心脏病发作，表现出来的却是腹部疼痛。

后来有类似小肠疾患的时候，他都会去检查一下病人的心脏。他最终发现，这种情况很是普遍。他问我，行医这么多年，有没有遇到过这样的问题。我说，我在临床工作中也抢救过不少心脏病猝发患者，这让我发现了一个很普遍的现象，就是当心脏病猝发患者被抢救过来之后，他们常常会急着要去大小便，我一般都会告诉他们别着急，不仅不会大小便失禁，去了厕所也什么都排不出来。结果他们真的排不出来。

这并不是我神机妙算算出来的，而是我知道心与小肠互为表里的辩证关系。**心出现了问题，首先就会影响到肠**。小肠因为紧张产生收缩，会使肠腔内压力骤增，传递到大肠，使人产生要大小便的错觉。

小肠怎么会跟心是表里的关系呢？这得从头说起。心与小肠两者在五行都属火，心居胸中，主血脉，为血液循行的动力和枢纽；小肠为受盛之府，分清辨浊。二者经脉相连，气血相通。

小肠在腹部的中央，上连接胃，下连接大肠。其生理功能有二，一是承接由胃传来的食物，再进一步消化并吸收其中的精华，通输达到全身各部，以供给脏腑机能活动的需要；二是分清辨浊，就是将饮食中的精华部分输送全身，将糟粕部分变为大便。如此功能失调将出现腹泻、便秘等大便失常的问题。

正常情况下，两者相互协调，心之气通于小肠，小肠之气亦通于心。假如心出了问题，小肠往往会在第一时间有所反应。比如心火过旺，一般有心烦口渴、口舌生疮的现象，这些都是小肠实热的表现，叫作"心移热于肠"。若小肠实热，亦可顺经上于心，出现心烦意乱、舌尖赤痛等心火上炎的症状。

在经络上，心经在手臂内侧，小肠则延手臂上升到头部。经临床实践证明，心经的问题常常会在小肠经上反映出来，比如心脏病发作时常常会伴有背痛、胳膊痛，疼痛的部位大多是小肠经的线路。

我有一个患者总是肩部发紧，伸展不开。这种经络病对我来说是小菜一碟，但我经过施针后效果不好。经过我反复细问，才发现原来病人心火大，病根不在小肠，而是在心上。我就对病人进行了心理疏解，然后对症治疗，这次效果很好，病情再也不反复了。

如今不少西方医学工作者经研究也发现，肠胃系统与大脑高度相关，肠道内的神经细胞竟有上亿个，脑内的许多神经递质在小肠内都能找到，因此研究者认为，肠是人的第二个大脑。其实这一点我们的老祖宗在几千年前就已经看破了。很多时候都是这样，研习医学时间久了，在进入一个更高的层次后，才发现自己知道的知识只是前人早就知道的。到目前为止，我也仅仅学了中医的皮毛。

说了这么多，对我们养心保健有什么指导意义呢？我认为，认识这两个脏腑的关系，最主要的是找到方法让身体热起来。心和小肠在五行中都属火，主生热。**身体一热，心动力足，肠也就康泰无忧，身体的消化吸收和大便排泄自然顺利。**

现在很多人身体热度不够，特别是到了冬天总是出现手脚冰凉的状况，这就是心脏的热力不够导致的，这样的人往往手上除了大拇指之外都没有半月痕。对这样的人，我建议，最好的方法就是坚持泡脚。泡脚也是有诀窍的，水温要一直保持在40℃左右，不要低于37℃，水的高度要没过脚踝，时间保持30分钟就足够了。一个月之内，手上的半月痕就会长出1~2个，长期坚持，就会改善心与肠火力不足和手脚冰冷的状态。这样做的好处不仅仅是身体不再寒冷，时间久了，你还会发现自己再也没有腹胀腹泻、肠鸣脐痛、大便不利的症状了。

这里再提醒一下，一些体质极度虚弱、低血压、严重心血管病人和孕妇不适合泡脚。如果您泡脚后感觉身体反而更差了，也就没有必要坚持了，毕竟适合自己的才是最好的。

第二章

引发心病的原因，
你可能从没注意过

经络受寒湿，
可引发心悸

我们已经知道，心为身体的君主之官，统领全局，心与各个脏腑之间是君臣的关系，心有病，其他脏腑无法安然无恙、各司其职。同样，**其他脏腑因为某些原因机能变差，也会危及心脏。**

我曾跟大家说过，人生病主要有外因和内因，外因主要是风、寒、暑、湿、燥。其中，根据我多年的临床经验来看，现代人普遍是身体寒和湿比较严重。如小肠经受寒会引起心慌、胸闷；膀胱经受寒湿会造成心脏供血不足；心包经受寒湿会引起心悸和早搏。

我的师父曾经给我讲过这样的一个医案。三十多年前，一个患者经常心脏不舒服，动不动就心悸、失眠，总是感觉胸口堵着一块大石头，去别处求医都当作心脏病来治，吃了很多强心补心、活血化瘀的药，效果一直不太好，病情总是反复。几经周折，找到我师父。我师父看他面色发青，舌体胖大，齿痕严重，就问他是不是夏天病会好点，冬天病更重，前胸后背都像被勒住似的，经常透不过气。

病人很奇怪我师父是怎么知道得这样具体的，他说自己一着凉或身体稍微累点，病情就更严重，有的时候必须用手按着胸口才会感觉舒服点，到夏天的时候确实会好很多。我师父告诉他，他之所以会出现这样心脏的问题，不是别的原因，而是受了寒，寒邪进入经络。再加上他本身湿气比较重，寒湿从经络窜到心胸处，就出现了这样的症状。久病为虚，所以他现在按压胸背才会舒服。

病人一听恍然大悟，回想起一年冬天出门遇到风雪天，衣服少又没戴帽子，回来后就大病一场。当时由于一些原因没有休息好就下床干活，从那以后身体就开始虚弱，慢慢地就有了心脏问题。我师父给他艾灸了两周，补充他身体的元气，去除寒湿，让阳气升起来。等他身体状况稍好，就在他的背部和手臂内侧刮痧，当时刮出了一层特别重的黑紫色痧，又给他开了一些驱寒去湿的药。他的身体就慢慢好起来了。

受这件事的启发，在遇到特别顽固的心血管疾病的时候，我总是会想想是不是有其他的原因。这样思路广了，也治愈了不少被别人认为"疑难杂症"的心血管疾病。倒不是我医术多么高超，有时候站在整体的高度去想问题，用全新的角度去解决问题，就会很容易。

如今，很多人不管天多冷，都穿得比较少。夏天空调还开得温度特别低，一吹就是一天，而且喜欢吃冰镇的东西。这样不注意保暖，会让寒气进入我们的身体，再加上我们如今都不注重脾胃保养，身体湿气很重。寒湿合起伙来吹灭我们的阳气，阳气一弱，身体就会百病丛生。

生活中一定要注意防寒除湿，这也是养心最基础的要点。总的原则是：夏天热点没关系，别贪一时痛快老吃生冷，吹空调；冬天穿得臃肿点没关系，长时间在室外一定要多加衣服。要想除湿的话，多喝点红豆薏米水效果就不错。对已出现寒湿侵入经络的人，我推荐刮痧，要顺着经络刮，开始自己掌握不好的话，可以去医院刮一刮，尤其是在三伏天刮痧，对去除体内的寒气效果特别好。

受寒思虑致心血瘀滞，
易引发心血管疾病

在我们中医里有这样的话："十女九瘀"，说的是女子血瘀的情况非常普遍，由血瘀导致的各种症状很多都让人感到非常棘手。

曾经有一个做时尚编辑的女孩子小雯来我处就诊。当时是1月份，刚下了雪，气温在零下，她来的时候仅穿了一件大衣，连羽绒服都没穿。小雯说她每次来月经的时候，肚子都会痛得死去活来。现在更加严重了，即使不是月经期，左腹也时常坠痛，去检查也没发现子宫肌瘤。

我给她号了脉，仔细观察了一下舌头，然后问她是否经常穿得不够保暖，月经不调，经血颜色紫黑，还伴有血块；平时脾气急躁，经常心情不好。她连连点头，说她在时尚杂志工作，不能穿得过于臃肿，平时工作压力大，难免急躁。我接着告诉她，像她这样的情况非常普遍，现在很多女孩子为了所谓的"风度"，大冬天不管温度多低，都不肯多加衣服，非常容易受寒，再加上平时工作生活上的压力，心情长期不愉快都会导致心血瘀阻，影响身体健康。

我给她开了一些活血化瘀的药物，嘱咐她一定要注意保暖，没事的时候多运动，运动时气血也会跟着流动，瘀滞的地方会被气血冲开。

那么，女性为什么会非常容易出现血瘀呢？在正常的情况下，血液运行是很通畅的。**若人久病体虚，脏腑功能失调，思虑过度，或者久居寒冷地区，那么心中阳气就不能推动血液正常运行，气停则血瘀，气滞则血瘀，容易导致瘀血内阻、出现心血瘀阻证。**

如果你存在以下几点，那么就要当心了，说明你已经出现了血瘀的症状。

1 - 头发容易脱落，有黑眼圈，面色晦暗，皮肤发干。

2 - 口唇暗淡或发紫，以唇缘最明显，舌质暗有瘀点，舌下有青筋。

3 - 皮肤灰暗、没有光泽，肤质偏干，有皮屑或鱼鳞状区域。

4 - 指甲面高低不平，有竖纹，有条状或点状白色花纹。

5 - 身体特别是胸腹部有固定点会疼痛，发作时心痛彻背，背痛彻心，心胸常有憋闷感。

6 - 常有胃脘部饱胀难消，女性常有痛经、闭经现象。

小雯吃了药一个疗程以后再复诊，脸色红润了很多，也穿了件比较厚的羽绒服。这次我没有给她再继续开药，而是给她推荐了一款能帮助活血化瘀的茶——山楂益母草红糖茶。取干山楂20克、益母草20克、红糖适量，每天泡茶喝就可以了。红糖活血补血，山楂活血化瘀，益母草调经止痛，这款茶特别适合心血瘀阻、月经不调的人饮用。喝了这个茶，如果月经血块反而增多了，也不要担心，那是身体排出瘀血的正常生理现象，胃酸过多的人少放山楂，体质偏寒的人多加红糖。常喝这样的茶不仅能调经止痛，还有美容养颜的功效。月经正常的女性也是可以喝的，这有助于疏肝利胆，促进血液正常运行。

小雯问我，很多人说月经期间不能喝红糖这类活血的东西，这样会加大血流量，这到底是不是真的。其实这是一个误区，"女子不可一日无糖"，说的就是红糖。因为女孩子很多都是瘀血体质，必须多喝点红糖水才能活血，所以尽管放心喝。

对于心血瘀阻的人而言，想要改善自己的体质，单靠药物是不行的，还要从饮食、心理、运动等各方面加以注意。平时可以多吃一些红糖、大枣、山楂、玫瑰、红豆等补血活血的食物，少吃过于生冷、油腻的食物，以免影响血液的流通。

另外血瘀一般和情志不舒有很大的关系。所以在精神调养上，要注意培养豁达、乐观、平和的情绪和心态。精神愉快则气血通畅，血液流通顺畅，就会改善身体血瘀的情况。相反，如果本身已经出现了心血瘀阻，自己还经常生闷气、忧郁、过于思虑，肯定会加重血瘀症状。

久坐不动，
易引发心肌梗死

提到心肌梗死，不得不说一下我在临床上的一个遗憾。行医多年，救治过很多人，看到病人在我的帮助下康复，我也会由衷地感到高兴，但是每当遇到我无法挽回的患者，都会成为我内心的遗憾。

那是2008年的冬天，患者小陈来找我。小陈是留洋归国的博士，高高大大，很是斯文，家境优越，也很有想法。回来后自己创业做网站，他本身就是搞技术的，在创业期间，经常是从早上8点忙到凌晨，一坐一整天，现在总是胸闷、胸痛，还经常心慌，饮食也没有规律，后来体检检查出血脂高，血管动脉粥样硬化情况很严重。医师告诉他出现心肌梗死的概率很大，他才在他母亲的强制要求下，找我来调理。

我仔细询问他的日常起居后告诉他，他现在血瘀情况很严重，血脂高，血管通透性很差，出现血栓和心肌梗死的概率非常大，除了饮食、起居不规律，还有很大的原因是他坐的时间太长了。

人如果坐的时间很长，血液循环就变慢，血液中的脂质非常容易在动脉管壁沉积。不注意调理的话，非常容易发生动脉粥样硬化、急性心肌梗死，救治不及时死亡率就会很高。

我本来想通过针灸的方法来给他治病，但是小陈说他们公司正处在关键时刻，没有时间经常过来。于是，我给小陈开了7天的中药，告诉他要按时吃药，回去以后不能长期坐着，尽量多运动，过7天再来复诊。

7天后小陈并未过来，我还以为他另寻高明，半年后遇到了他的母亲才知道，小陈回去后连着加了5天班，天天坐着，药也经常忘了喝，一天晚上开完公司庆功会，情绪特别激动，回家的时候突发心肌梗死倒在小区里，再也没有起来。我听了以后很是惋惜和遗憾，如果当时我坚持让他按时过来调理，这样的悲剧可能不会发生。现在我把这件事写出来，主要是想告诫久坐不动的人，一定要引以为鉴。

心肌梗死多发生在冠状动脉粥样硬化的基础上，由于某些诱因致使血管上的小斑块破裂，出现血栓，导致冠状动脉急性、持续性缺血缺氧引起心肌坏死，就会出现心肌梗死。心肌梗死诱因很多，除了长期久坐不动，像情绪过于激动、突然的剧烈体力活动、暴饮暴食、大量吸烟饮酒也会导致此病的发生。

心肌梗死在临床上多表现为剧烈而持久的胸骨后疼痛，可并发心律失常、休克或心力衰竭，常危及生命。现如今心肌梗死不再只是老年人的病，年轻人心肌梗死的病例越来越多。**长期有以上不良生活习惯的人，一旦发现胸部不适，如胸闷、胸痛、憋气、心慌等，就要立即到医院检查，并进行调理。特别是"宅男宅女"和长期坐办公室的人，一定要增加自己的运动量。**身体健康我们才能享受生活，没有了生命，自己所追求的到头来不过是一场空。

其实，久坐不动的危害远远不止心肌梗死一个，也会引起肌肉松弛、下肢水肿、颈椎病、便秘、痔疮、胃肠功能减退等一系列的问题。生命在于运动，我比较推荐太极拳、八段锦、梅花桩这样的保健操。有动脉粥样硬化的人一定要注意，不要情绪激动、过度劳累也不能暴饮暴食。平时可以喝点葡萄酒和苹果醋，多吃点黑木耳，在寒冷天尽量少外出。

　　最后给大家介绍一下我们普通人面对心肌梗死时应该如何处理。如果患者有呕吐物，先把呕吐物擦掉，然后将患者原地放平，这样能使脚部血液回流，缓解脑部缺血的状况。大家要切记，抢救心肌梗死患者，千万不要随意搬动，赶紧打急救电话，如果会心脏复苏的人，可以给病人做人工呼吸。

大量吸烟，
易得冠心病

有一次，我去一个单位给他们的员工做健康讲座。讲座结束后，一个30多岁的小伙子过来问我，说他发现自己得了冠心病，他纳闷冠心病不是老年人的病吗，他才30多岁，不胖，饮食也不油腻，平时还经常运动，为什么会得冠心病？我就问他是不是烟瘾很大，经常吸烟？结果他还真是"老烟枪"。原来他从十几岁开始就一直吸烟，烟瘾很大，一天两包都不够。我就告诉他，他得冠性病最大的原因就是吸烟太多。

可能很多读者都听说过冠心病，但是对它不是很了解，冠心病是冠状动脉血管发生动脉粥样硬化，引起血管腔狭窄或阻塞，造成心肌缺血、缺氧或坏死而导致的心脏病。

大量吸烟的人容易得冠心病。据统计，吸烟者冠心病的发病率是不吸烟者的3.5倍，且吸烟量越大，时间越长，得冠心病的概率就越大。

目前西方医学研究发现，吸烟之所以会导致冠心病，主要是因为烟草中的尼古丁、焦油和一氧化碳，它们会使冠状动脉中的血流减慢，血流量减少，组织供氧不足，血液的黏稠度增加，影响血脂代谢，升高血脂和血压，促进动脉粥样硬化形成，加重心肌缺血的发生。

对于已患冠心病的人来说，吸烟可加速其病情进展，引发心脏病急性发作。对已经得了冠心病的人，吸烟是造成冠心病的元凶，治病不如防病，吃药不如戒烟。戒烟年龄越早，对冠心病的预防效果越好。

除了吸烟，冠心病的危险因素还有高血压、高脂血症、糖尿病、肥胖、吃得太油腻、不运动等。尽管是老调重弹，还是要提醒一下大家摒弃不良的生活习惯，注意饮食起居的规律性，不管工作还是生活，一定要劳逸结合，避免情绪激动。此外，和大多数心血管疾病一样，得了冠心病一定要注意保暖防寒，否则可能加重疾病或导致疾病急性发作。

冠心病患者日常最好常备一些中成药，像冠心苏合丸、速效救心丸和毛冬青片都可以，饮食上注意特别油腻的食物尽量少吃。

很多朋友问我，得了冠心病的人能不能吃鸡蛋黄？很多人认为鸡蛋黄里的胆固醇偏高，吃得过多对身体不好，会增加血胆固醇浓度，升高血脂。其实，得了冠心病的人不能吃鸡蛋，这基本上是一个误区。总体上来说，鸡蛋中的胆固醇并不会对血脂造成什么不良影响，因为它是一种特别容易被人体吸收代谢的胆固醇，之前物资比较贫乏的时候，坐月子的女人每天都要吃很多鸡蛋来供给自己和孩子的营养，千百年来皆是如此，她们也未因此而得冠心病。另外蛋黄里的维生素、矿物质含量都很丰富，用眼多的人每天吃一个鸡蛋可以保护眼睛，防止视力衰退。

有冠心病的人可以多喝山楂何首乌水。方法很简单，用干山楂10克、何首乌15克，加水煎汤，再加适量红糖调味就行。山楂活血化瘀、软化血管；何首乌补肝肾、益精血，经常喝山楂何首乌水，不仅能提高身体素质，还对冠心病有很好的防治作用。食疗的方法一般起效缓慢，但是起效后作用时间很长。所以，如果本书的一些食疗方法大家觉得用了以后身体好转，一定要坚持下去。但如果你用了以后身体不舒服，那就不要勉强再继续喝了，还是那句话，适合自己的才是最好的。

饮食太油腻，
易患心血管疾病

　　我有一个表哥，几年前举家搬到四川定居，前不久他给我打电话，说他们一家三口都做了手术，70多岁的表叔和表婶都因血管堵塞放置了支架，快50岁的表哥做了心脏搭桥。我想到在亲戚中间，表哥家的菜是出了名的油腻，搬到了四川后他们是越油越辣越爱吃，每个人都胖了5公斤。我电话告诉他，他们得病估计是吃得过于油腻惹的祸，跟他说了一些术后注意事项，最后嘱咐他一定要好好休养，千万忌口，以后不能吃得太油腻。

　　生活中这样的例子屡见不鲜，饮食油腻导致心血管疾病的人太多了。世界卫生组织已将心血管疾病列为"世界公共卫生的头号敌人"。心血管之所以对我们至关重要，是因为血管的功能是输送营养物质，如果血管受损，血液过于黏稠，极易造成动脉粥样硬化，形成血栓。若血栓发生在心脏，则会引起心肌梗死等心血管急症，威胁生命健康。

　　饮食过于油腻会导致血管内皮受损，而血管一旦受损就很难修复。如果我们平时做菜的时候放油太多，总是喜欢吃动物的内脏，大鱼大肉，又懒于运动，会导致体内废物堆积过多，血液黏稠度升高，血胆固醇升高，于是就成了高脂血症。过多的脂质堆积在血管上，血液的通路变窄了，就出现了心血管问题。心脏想给各个器官供给养料，就得多使点劲，加大压力，这个时候高血压也就来了。在这种情况下，一旦突然用力，甚至简简单单的上厕所，都有可能导致心血管疾病的出现。

饮食上要以清淡为主，大鱼大肉要不得，一些动物内脏偶尔吃解解馋是可以的，但是千万不要经常吃。炒菜的时候少放油，建议每天每人不要超过25克油，家里最好买一个有刻度的小勺，算好一天的油量，争取不要超标。除了饮食过于油腻以外，吸烟、缺乏运动等也会使身体的内环境受到严重损害，损伤心血管。我们要预防心血管疾病，一定要避免上述不良因素，这样体内血液运输才会畅通无阻。还要提醒一下，有心血管疾病同时又有便秘的人，一定要注意排便力度，排便用力会引起血压骤升，极易导致心血管疾病突发，所以排便不可太用力。

早晚最好都喝一杯温开水，有利于代谢废物的排泄，有效缓解血液黏稠现象，避免引发心血管疾病的急性发作。

我在临床上一般都会用厉兑穴辅助治疗动脉血管堵塞，厉兑穴对由于心血管疾病引起的心脏问题都有很好的疗效，有心血管疾病的人不妨每天揉揉脚上的厉兑穴。厉兑穴位于足第2趾末节外侧，距趾甲角0.1寸左右。揉的时候稍用力，以感到疼痛为佳，每天5分钟即可。

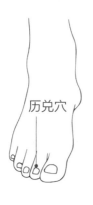
历兑穴

历兑穴对心血管疾病引起的心脏问题有很好的保健作用，平时可以多揉揉

口味越重，
血压越高

记得一个好友乔迁新居的时候，请了不少亲戚朋友去家里聚餐。他的爱人忙里忙外，给我们张罗了好多菜，我们都吃得津津有味，而朋友的父亲却一直抱怨菜没味，自己又用酱油、醋和盐调了一小碗调料，吃菜的时候都要蘸着调料吃。我看他脸色发红，情绪也比较容易激动，就对他说："伯父，一直这样吃可不行，您的血压肯定不低吧。"

朋友说，老爷子血压一直偏高，高压能达到160，虽然知道吃太多盐不好，但老爷子就是口味特别重，一般的饭菜都嫌没味，平时家里会照顾他的口味。今天待客，菜做得淡了些，老爷子就不满意了。我告诉他，这可不是孝顺，让老爷子改掉重口味的习惯才是真正对他好。

现如今不少人都很"重口味"，喜欢高盐的菜品像火锅、水煮鱼、泡菜，还有浓咖啡、烈酒等，但是这样的重口味食物，会给健康带来许多麻烦，其中之一就是高血压。**除了少部分家族遗传，高血压患者几乎都特别爱吃咸的和油腻的食物。**饮食太咸是高血压的直接诱因。我国北方人相比南方人高血压发病率高，就是因为北方人口味更重。西医认为钠摄入过多会把身体内的水分牵制住，使血容量增大，血管平滑肌细胞水肿，造成高血压。

高血压诊断标准

类别	收缩压（mmHg）	舒张压（mmHg）
正常血压	<120	<80
正常高值	120~139	80~89
高血压	≥140	≥90

高血压的症状因人而异，早期可能无症状或症状不明显，仅仅会在劳累、情绪过于激动后发生血压升高，过一段时间就会恢复正常。随着病情加重，会出现头痛、头晕、记忆力减退、肢体麻木、心悸、胸闷等症状，进一步加深时会出现呕吐、心悸、神志不清、抽搐和严重的心、脑、肾等器官的损害和病变，如中风、心肌梗死、肾衰等。

据调查，我国大概有三分之一的成年人患有高血压，但是很多人根本不知道自己患病。患者多是出现了高血压引起的心脑血管疾病，或者眼底出血等并发症后才去量血压。

朋友问我如何防治老年人的高血压，我就告诉他，**要想预防高血压，先要控制脾气，要平心静气。除此之外，还要戒掉"重口味"——严格限盐、限酒，食盐摄入量每天不能超过6克。**也可以在医师的指导下，适当选择低钠盐，来减少钠的摄入。

对于高血压患者，我经常推荐"踮脚站"的方法。做法很简单，就是将脚后跟抬起，用前三分之一脚掌着地，然后双手从胸到小腹缓慢轻推，配合深呼吸，每天早晚各练习15分钟即可。此法可有效引气血向下，强健心肾功能，舒缓心情，有助于降低血压。

贪杯馋酒，
加速心脏老化

可能不少人都看过《了不起的盖茨比》这本书，或者看过根据原著改编的电影。这本书的作者弗朗西斯·菲茨杰拉德是美国二十世纪最杰出的作家之一。可惜这样一位天才却因为经济和感情出现问题，终日酗酒，最终引发严重的心脏病，离世时年仅44岁，对于这位天才的离世，世人无不扼腕痛惜。

适量饮酒可以减轻人的疲劳，令人心情舒畅，增加社交活动和节日的喜庆。在我国，很多交情、生意都是从酒桌上来的。但是，过量饮酒或酗酒，会危及自己的健康和幸福，对社会也会造成危害。调查发现，三分之一以上的交通事故都与酗酒及酒后驾车有关。

短时间大量饮酒可导致酒精中毒，影响大脑皮质正常运作，人就容易兴奋，胡言乱语或昏昏沉沉不省人事。若进一步发展，则会麻痹神经中枢，心跳停止，导致死亡。

长期酗酒除了会引起脂肪肝、肥胖、骨质疏松、痛风等疾病，还会加速心脏老化，诱发心力衰竭。这主要是因为酒精会增大血液黏稠度，影响脂肪代谢，还能使心率增快，血压急剧上升，造成心肌受损。而心肌一旦受损，心脏泵血量就会减少，为了泵出足够的血液，心脏就会代偿性地变得肥大，心脏肌肉慢慢失去原有的弹性，更难以正常搏动，逐渐出现心力衰竭。而心脏一旦衰竭，人就会产生透不过气、水肿、胸痛等症状，甚至连普通的走路和吃饭也会很困难。这就是为什么说心一旦受伤，便会给身体造成不可逆的后果。

其实，心力衰竭是各种心脏疾病晚期的一大症状，像冠心病、高血压、糖尿病等到了中末期，都会引发心力衰竭。一般来说，除了酗酒之外，压力过大、睡眠无规律、抽烟太多、饮食油腻、口味太重，都会加重心脏负担，促发心力衰竭。就目前而言，心力衰竭的患者还是老年人居多，但越来越多的年轻人因为有着太多的不良生活习惯，正在成为心力衰竭的"后备军"。

对于心力衰竭这种疾病，我们还要以预防为主。**要杜绝酗酒、熬夜、饮食不规律的不良习惯；已经患上心力衰竭的人，戒除不良习惯的同时，还要保持良好的心态，避免情绪波动。**人在情绪激动的时候，心的压力是非常大的，特别容易出现心脏病的急性发作。

有时过年过节难免有应酬，一时喝多了，这个时候解酒就显得特别重要，所以家里最好常备葛根或者紫葛花，这个时候任取20～30克煮水喝，有很好的解酒效果。《千金方》记载葛根："治酒醉不醒。"美国人用葛根治疗酒精中毒，也取得了很好的疗效。紫葛花又名葛藤花，《滇南本草》说："葛花解酒醒脾，治酒精伤胃，吐血呕血。"

我把这两种食疗方推荐给不少人，大家都反映效果不凡，对于各种程度的醉酒都屡试不爽。虽然喝酒之前喝点也不容易醉，但是我将这两种良药贡献出来主要是为了解酒，千万不要知道这个可以解酒以后，有恃无恐喝酒更多，那就是我的罪过了。

身体超负荷，
可出现心血管病变

我们都喜欢看喜剧小品或相声，很多耳熟能详的笑星都是我们喜爱的明星，然而有时候，这些帮助我们释放压力的人，反而是压力更大的人。有一个小品演员，几乎年年上大型新年晚会，知名度挺高。前几年他在春节的前一个月由于备战大型晚会，工作时间太长，心理压力过大，在彩排的时候心绞痛发作，之后还出现了胸闷和心脏早搏的问题。

在治疗过程中我发现，他心脏之所以有问题是因为压力过大导致的，由于他年年备战晚会的小品，且必须一次比一次完美，那些经典小品给他带来荣誉的同时，也给他带来了超大的压力。考虑到他当时已经心力交瘁，随时会有心脏性猝死的可能，我就劝说他放弃当年的晚会，毕竟生命没有了，再多的荣誉都会失去意义。后来他接受了我的建议，又经过三个多月针灸和中药的调理，身体恢复了健康。

现代社会我们都承受着来自工作和生活的双重压力。但若长期处于高压状态，会使人体内许多神经内分泌物质改变，导致多器官、多靶点的功能异常。**很多疾病都与压力过大有关，大到心脏病、高血压、癌症，小到失眠、脱发等。**

我曾经有个病人，是一位40岁左右的男士，在一家大型国企工作，后来升到管理层的位置，他深感压力之大和竞争之激烈，一直加班加点，夜以继日地工作。由于压力过大，他后来开始经常失眠、做噩梦，心情变得烦躁不安，经常心悸、胸闷，健康受到了很大的影响。

我们都知道没有压力就没有动力，适当的压力成为人前进的动力。但如果压力过大，超过了人耐受的范围，它就有可能变成一个调解不了的因素。难以控制的话，就无法放松，一个人若是不能放松，即使在空闲时也不能轻松，睡不好觉、吃不好饭，进而变得心力交瘁，久而久之会危及心，出现心血管病变。

所以我经常跟我的病人讲，平时要学会放松，给自己一些时间，什么也不做，哪怕听听舒缓的音乐、做一些手工活、养养花草、练练瑜伽，都是很好的放松方式，并且人一定要懂得知足常乐。很多时候，不要太苛求自己，要学会宣泄。压力过大，可以通过各种方式宣泄出来，对小事不去计较，装糊涂最好。

我们都知道女人的寿命一般都会比男人要长，这并不是女人干的活少、压力小，而是她们懂得如何释放压力。

我认识一位老人，今年快80岁了，身体很好，眼不花，耳不聋，整天笑眯眯的，看着就有福气。谁能想到她早年丧父，年轻又丧夫，一个人把5个孩子拉扯大，现在儿女孝顺，生活富足。有一次我问她，当时那么苦，你是怎么熬过来的。她想了想，笑着告诉我，遇到难过的事就找人说一说、哭一哭，哭过了该怎么过还怎么过。

对啊，遇到压力就应该这样，大家以后遇到压力不要闷在心里，多找人谈一谈，思路也会更广阔。在这个世界上没有过不去的坎、越不过的山，只要自己不放弃，慢慢走下去，一定会达到心中理想的境地。

运动过度不可取，
小心突发心脏病

记得2014年12月的时候，南京马拉松比赛中有一名小伙子突然倒地，呼吸、心跳均停止，幸亏有医师急救，才挽回了生命。而在这场比赛的前几天，珠海国际半程马拉松赛中，也是一名小伙子，他就没有这么幸运，跑步的时候心脏病突发，不治身亡。这种因为运动过量而猝死的案例太多了，而且不仅发生在体育界。相关数据显示，我国每年普通人死于心脏性猝死的人数超过55万。所以，我虽然赞同大家运动，但是一定要注意适量、适度，千万不可运动过量。

剧烈运动时，人体代谢率剧增，与平静时相比，身体需要的血液量和氧气量会突然增加，心脏将发生"适应性改变"，心腔扩大、室壁增厚，输出血量将会是平时的4~6倍，时间稍微一长，心脏循环系统就会不堪重负。但此时供给量还是相对不足，在这种血、氧供不应求的状态下，运动者的心脏会出现急性缺血，继而出现心脏骤停和脑血流中断。

人对心脏骤停有一个耐受限度，而在剧烈运动中出现心脏骤停，耐受时间更短，更容易造成心脏性猝死。人体就像一个弹簧，过量运动对身体巨大的负荷就是外力，当外力太强，身体这个弹簧就会发生永久变形或者断裂，人也就会死亡。

患有心血管疾病、冠心病、心力衰竭、心肌梗死、风湿性心脏病、先天性心脏病等常见心脏功能不全的病人，猝死的发生率比普通人高5～10倍。这些人群更要注意，不能运动过量。

其实，对于我们大多数的人来讲，正常的运动量，像慢跑20分钟，偶尔打打羽毛球、篮球，基本上是不会发生猝死的，大家不必太过担心。但是盲目追求过高的运动量，喜欢挑战"极限"的人，就很危险。比如平时没有专门练习过长跑过的人，突然报一个半程马拉松；基本不健身的人，一上跑步机就坚持不停下来——这些都容易给心脏带来额外的负担。所以，大家在运动中一定要确保安全，一旦出现胸闷、眼花、恶心、喘不上气的症状，就应该立即停止运动，千万别让心脏太累。很多年轻人都认为自己体力好，身体过度透支也并不在意，这种想法是很危险的。**平时运动少的人，刚开始锻炼的话，一定要避免剧烈运动。**在运动过程中感觉身体不适，就马上停下来，千万别硬撑着，挑战身体的极限。

有一次我的一个朋友请我们去一个度假村放松一下。度假村环境清新，空气宜人，早上我们几个人相约去跑步健身。刚开始大家都说说笑笑，后来他突然停下来，喘不上气。我赶紧过去给他揉了一下手心和胸口，过了好大一会儿，他才缓过来。他平时就是不运动的人，现在突然运动，对其他人来说运动量并不大，对他来说却过量了。所以说同样的运动量，别人合适，自己不一定适合，一定要量力而行。

具体什么运动量合适，要以自己的感觉为准。一般来说，**运动结束后10分钟内心跳就恢复正常，这样的锻炼比较适中。如果运动后半小时还是心跳很快，那么就是运动强度太大了。**运动量合适与否，还可以看看运动后会不会影响睡眠和第二天的生活，如果影响睡眠，第二天身体会有疲劳感，这个时候就要适当降低运动量和运动强度了。

其实，想要健身，不一定非得追求比较高强度的运动，有时候"微动"的养生保健效果反而更好。在这里我给人家推荐一个我非常喜欢、也一直练习的"微动胜强动"的锻炼小方法，这个方法就是站养生桩。身穿宽松的衣物，在开阔的场地上面朝西站立，全身放松，两脚自然分开，与肩同宽，腿稍弯曲，膝不过足尖，身体重心前倾；双手在胸前持抱球的姿势，十指微微张开，身体在这个基础上小幅晃动。每天不拘时间，站20分钟就行了。站养生桩的方法可以打通身体经脉，调理气血，使五脏安和，达到补心养心的功效，健身防病的效果妙不可言，推荐大家试试看。

甲状腺有问题，
心最容易受威胁

现如今甲状腺疾病非常多见，但很多人都不太重视，或者是对这个病认识不够，想不起来去做甲状腺的检查。

我有一个西医朋友，姓邓，是北京一所著名的三甲医院的心内科主任医师，医德很好，对患者很是负责。我们经常交流不同病症中西医的认识和治疗。有一次我们谈起了甲状腺的问题，他告诉我，他在心内科工作这十几年里，遇到很多甲状腺疾病患者，但一开始临床表现的却是心脏问题，患者不明就里，来到心内科做各种检查治疗，效果却并不理想。因为经验丰富了，遇到这种情况，他就让这些患者去做甲状腺的检查。结果，这些患者十之八九都查出来确实是甲状腺的问题，而且病人基本上都是女性。所以，女性朋友请格外关照一下自己的甲状腺问题。

他给我举了两个病例，一位来自甘肃60多岁的女士多年胸闷，一直查不出原因，很多年都治不好，最后到北京去他们医院心内科就诊。邓医师检查过后，建议患者先去检查甲状腺，结果真的查出了甲减（甲状腺功能减退）。另一位50多岁的女士，经常心悸、房颤，按心脏病治疗，效果一直不好，邓医师也让她去化验甲状腺，结果查出了甲亢（甲状腺功能亢进）。

邓医师说，甲状腺机能衰退会导致心脏病，以心力衰竭最为常见，这是因为甲状腺分泌的甲状腺激素有控制心脏活动的功能，对心跳、血液循环、心脏收缩都起着调节作用。甲亢会引起心动过速和房颤等心脏异常，也会造成冠心病，加速心力衰竭。甲减会导致心跳缓慢或心律不齐，严重的还可导致心脏骤停。所以，很多时候病人表现出心脏不适，如果按心脏病治疗总是治不好的时候，建议大家去检查一下甲状腺，看看是不是甲状腺出了问题，才会导致心脏方面的疾病。

邓医师的话让我很受启发，我也和他分享了我对于甲状腺问题的看法。甲状腺疾病虽虚实夹杂、累伤多脏，本质却在心虚。心动力不足，血行不畅，才会出现阳虚气耗，阴虚血亏，伤及五脏，表现出甲状腺的各种异常。**甲状腺出了问题，一定要补心，心气足了，心神宁了，心血旺了，甲状腺的问题自然也就解决了**。所以在治疗上，除了针灸，我一般多通过补心的方法治疗甲状腺的问题。总的来说，是以十全大补汤加减治疗甲减，天王补心丹打底治疗甲亢。在这两种著名的补心、养心的方剂基础上治疗甲状腺的问题，临床上倒是都有不错的效果。有甲状腺疾病的患者也可以在医师的指导下，酌情服用这两种中成药。

此外，就是情志的因素。这也就解释了为什么女性尤其是一些性格偏内向的人容易有此类疾病。我的一个侄女就是因为和男朋友分手了，经常情绪抑郁，才得了甲状腺结节。

容易发病的人多是遇事不善表达，常暗自反复思量，爱生闷气，因思虑过度便伤了心血。而心是身体的君主之官，心血亏虚，五脏受损，过多的气、痰、瘀无法化解，也会导致甲状腺的问题，所以治疗这一类的问题，需要解开病人的心结，心结打开了，病就去了一半。

前面说了这么多，主要是想告诉大家，您心脏有问题，久治不愈时要记得检查甲状腺，有了甲状腺的问题也要注意养心，解开心结。

鉴于甲状腺问题漏诊非常严重，我给大家总结了一些甲状腺疾病与症状，您要是出现了以下问题，还是早日检查、治疗为好。

甲状腺疾病症状

疾病	症状
甲状腺结节	喉部多个或单个结节，质地硬韧，有压痛或无压痛，可随吞咽动作上下移动
甲减	畏寒、少汗、精神萎靡、疲乏少言、嗜睡、反应迟钝、体重增加、面部及四肢水肿、心慌气短，静息状态下经常手足麻木
甲亢	心悸、多食、消瘦、颈肿、眼突、肢颤、轰热汗出、大便干结
甲状腺癌	甲状腺内有肿块，质地硬而固定、表面不平，晚期可产生声音嘶哑、呼吸及吞咽困难

至于在家自我治疗，我基本上都推荐物理疗法，也就是按摩穴位的方法。主要原因是即使是同一种病，由于病人的寒热、虚实不同，用药的种类和剂量也都是稍有区别的。在这里，我给有甲状腺问题的朋友推荐脚底按摩法。我们知道，耳朵上有身体所有脏腑的全息反射区，同样脚上也是。您要是有甲状腺的问题，每天晚上泡脚后按摩两个区域，一个是心反射区，一个是甲状腺反射区。心区和甲状腺区都在大脚趾下，按摩范围大点没有关系，每天泡完脚给双脚按摩20分钟，就可以起到很好的保健治疗效果。

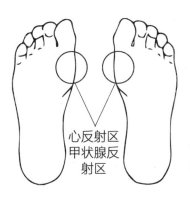

心反射区
甲状腺反射区

每天晚上泡脚后，按摩脚底的心反射区和甲状腺反射区，也是很好的养心功法

血压高，
对心脏很糟糕

人在得了一些慢性疾病如高血压、高脂血症、糖尿病后，假如没有得到很好的控制，就会给心脏带来很重的负担。

人为什么会血压高呢？其实说白了，就是我们的心脏一直兢兢业业，为各个器官提供新鲜血液和营养。如果血液比较黏稠或者血管阻塞，血流就不容易通畅。但是我们的心脏还是必须给一些离心脏远的部位如手脚，或者比较高的部位如头部供血。大家想一下，如果道路比较堵，载重又比较大，这个时候怎样才能保证一些特殊部位的供血通畅呢？只能是心脏提高发射力，才能把新鲜的血液输送到比较"偏远"的部位。

所以说血压高本质上是身体的"好意"。但是血压长期保持在比较高的水平，心脏就得一直提供相对比较大的动力，自然我们的心脏也就一直处于高负荷的工作状态。心脏日久高负荷运转自然会疲劳，逐渐出现西医所说的心室肥厚、扩张，并形成一系列对心脏来说十分危险的并发症，其中以冠心病和心力衰竭最常见。

先说一下冠心病。有数据显示，高血压患者患冠心病的风险比常人都要高一倍以上。而冠心病的患病率和死亡率也是随血压水平升高而增加的。有的学者做流行病学研究发现，东方人受饮食习惯的影响，心血管疾病的发病率和死亡率都大大上升。所以我们想要预防冠心病，需要从饮食习惯入手，虽然生活条件好了，还是要管得住嘴。口味不要太重，少吃点盐，饮食要清淡一点，辛辣油腻的食物要少吃。

再说一下心力衰竭。心力衰竭是高血压的常见并发症，血压越高，发展为心力衰竭的可能性越大。主要原因是高血压会导致左心室肥厚和心肌梗死，进而引起心力衰竭。所以有高血压的患者要注意两点：一是保温，天冷需要出门的时候一定要多穿点衣服；二是避免情绪激动，情绪激动是此病的大忌，不管在什么时候都要注意保持心态的平和。

说了危险的后果，主要是想告诉大家平时一定要多加注意，预防高血压。血压过高的人，一定要控制好自己的情绪，尤其是不要乱发脾气。遇到不顺心的事多换位思考，脾气上来的时候深呼吸，把不良的情绪压制下去。心情顺了，也就不容易发病，疾病也就比较容易治疗和恢复。

我给大家推荐一款食疗小糕点——山楂枸杞莲藕糕。山楂健脾胃，消食积散瘀血；枸杞子补血安神，生津止渴；莲藕凉血散瘀，益血补心。这三种药食两用的食材配在一起，就会有很好的降血压的功效。做法也不麻烦，取鲜山楂250克、枸杞子100克、莲藕250克，将上述食材剁碎，加上适量化开的冰糖水调匀，然后放在锅里蒸熟就即可。平时当作零食吃，每天吃50克左右就行，经常吃一点，对控制血压非常好。这个方子很多人都跟我反映效果不错，而且味道也不错，更容易坚持。

最后给大家讲一讲推耳朵降血压的方法。我在前面说过，耳朵可以看作一个倒立人体的全息反射区，上面有各个脏腑的反射。耳朵垂相当于人的头部，耳朵尖相当于脚部。想要降低血压，就要把头部过高的压力推到脚部，也就是倒着推耳朵，从耳垂向耳尖方向推。每天早晚各推30次即可。同时在耳背上还有一个降压沟，在耳廓背面上部，用手摸时可以清晰地摸到一条凹沟，这是耳朵上的降压反射区，在这里埋上耳针对降血压作用也非常好。

脾胃太虚弱，
心也会出问题

我有一个患者，是一位著名大学的教授，今年还不到50岁。前一阵子，他一直胸闷、心慌，喘气无力。全家人吓坏了，以为他得了心脏病，有什么危险，就赶紧让他去他们学校的附属医院做了心脏的各项检查。奇怪得很，心脏指标和其他各项指标都很正常。后来听从医师的建议查了查肺，又拍了不少片子，发现肺也没有问题。医师就说，这位教授可能是压力太大，建议回家休养。可是他还是不舒服，听了别人的推荐，就过来找我调理。

我看这位教授体型较胖，腰围很粗，面色发黄，舌体胖大，齿痕很明显，唇色淡白，压了压腹部和小腿相应位置都有压痛点，便据此判断出他是典型的脾胃虚弱，就问他是不是饮食上不太规律，有没有胃病。

他本来是想让我调理心脏的，听我问关于胃的问题就有点感觉奇怪，不过还是很配合。他告诉我，他天生胃口很好，吃多少都吃不饱。以前他的饭量就比别人都大得多，每次都免不了吃到撑。后来得了胃病，胃出过血，从那以后吃的东西不消化，排出来的粪便里都能看到食物的残渣。不过这是老毛病了，反正觉得胃病不容易去根又挺普遍，就没太在意。

我又问他是不是经常吃饭比较晚，吃得稍微多点，心慌胸闷的症状就变得明显。他仔细一想说，还真是，因为他总喜欢把工作忙完了再好好吃饭，吃得就比较晚，吃完了稍微洗漱下就上床睡觉，一般这种情况下，心脏不舒服的情况就更严重了。

问完了基本情况，也进一步验证了我的猜想：他就是因为脾胃虚弱才出现心脏的种种不适。我就告诉他，**当心脏不舒服的时候，别只考虑心脏的问题，而要先考虑自己是不是身体的元气不足，或者其他脏腑的影响**。他之所以出现这样的问题，主要的原因有两个。一个晚上吃得多，吃饱喝足就睡觉。这样处于饱满状态的胃囊就会往上顶，正好就压迫在心脏上，心脏就会不舒服。不过更重要的原因是他现在脾胃太过虚弱。

在中医里，心属火，脾（胃）属土。大家想一下，是不是万物经火燃烧以后，就变成了土？按五行来讲，火生土，火为土之母，也就是说心是脾胃的母亲。还有句话叫作"子能令母虚"。举个例子，孩子现在没有钱又需要钱来急用，那么找谁要钱呢？当然是他的妈妈。如果孩子现在需要一大笔钱，母亲给了他钱以后，自然自己就没有钱了。在生理上也是一样的。脾胃虚弱了，心得竭尽所能帮助脾胃恢复，一直向外输出，自己就虚了，所以才会表现出这么多心脏方面的虚证。

当然，心和脾胃也是母子互助的关系。脾胃为后天之本，气血生化之源，脾胃虚了，气血生化不够，心得不到足够的给养，所以也会出现心病，心气不足、心血失养。胸闷心慌、失眠健忘只是开始，到了后来，冠心病、心绞痛、心力衰竭、房颤都可能会找上门。所以，遇到这样的心脏问题，还是得从调理脾胃入手，脾胃强了，供给心的气血就多了，而且心也不用累死累活给"孩子"输送营养了。

后来我给这位教授开药调理脾胃，因为他家住得离医院也不远，他也经常找我做针灸治疗。半年下来，脾胃消化能力变好了，心慌气短的症状没有了，精神状态好了，还瘦了10公斤。

在这里，我再给大家讲讲如何调理脾胃，消除因为脾胃的问题导致的心脏不适。我认为有两点。一个就是管得住嘴，少吃点。我们现在都已经远离了缺衣少食的时代，反而进入了一个暴饮暴食的时代，吃得少，肠胃的负担就小，工作量小了，自然就不容易出现问题。每顿饭不用多，吃到七成饱就可以了。对患有心脏病的人来说，在睡觉前2小时就别吃东西。万一不注意吃多了，也要先揉揉腹部，稍作休整再睡。

再一个就是**保养脾胃来养心**，最简单的方法就是艾灸足三里穴。足三里穴就在小腿前外侧，膝盖凹陷处下3寸的位置，这可是人的保养大穴。古人说，艾灸足三里穴相当于进补一只老母鸡，对身体大补，而且没有副作用，绝对不会出现虚不受补的情况。很多人受不了艾灸的烟味，其实就连艾灸呛人的烟味也是有很大保健功效的。脾胃不好的人艾灸足三里穴时就会感觉全身都暖洋洋的，好像刚泡完一个热水澡，舒服得很。脾胃是后天之本，把后天之本保养好了，就相当于一辆维护得当的好车，自己想去哪就去哪，不会担心它中途掉链子了。

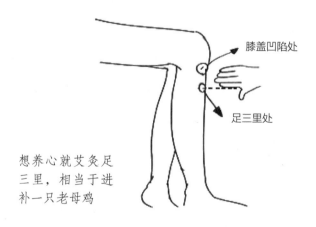

膝盖凹陷处

足三里处

想养心就艾灸足三里，相当于进补一只老母鸡

肾虚则精气不足，可引发心绞痛

这本书讲的主要是养心，所以容我反复强调——心是君主之官，肾是先天之本。《黄帝内经》上说："肾受五脏之精而藏之。"心的精气自然是藏在肾里的。所以，**如果肾虚了，肾中精气匮乏，心的精气自然也就不足，无法很好地完成自己的工作，从而表现出一系列的心脏不适，心绞痛就是其一。**《黄帝内经》里就有"肾病者……虚则胸中痛"，明确指出胸痹心痛与肾虚有关。

我曾遇到这样一个病例，有一个大型外贸公司的老总何老板来我这治疗心绞痛，他说自己2007年的时候心脏就有问题了，主要表现是心绞痛、心脏区域压迫性疼痛。他说以前还能忍一忍，但是今年情况特别严重，发病的时候都痛得大汗淋漓、喘不上气，眼睛也睁不开。他之前去医院检查过，发现血管堵塞非常严重，这几年一直在吃药，但是遗憾的是病情还是慢慢在加重。

我看他面色无华，甚至隐隐发黑，脉也比较沉缓，稍微一用力按压他的小腿，他就直叫痛。我就告诉他，你之所以出现心绞痛，直接原因是血瘀，但是最本质的原因是肾虚。

何老板就有点将信将疑，说："董大夫，我是心脏不舒服，怎么会肾虚呢?"我就问他，那你有没有经常怕冷、腰膝酸软、小便频数、一到下午就累的情况。

何老板就点点头说，他夜尿特别多，晚上至少要去4次厕所。他也比较怕冷。不过的确是下午就爱犯困，特别累。但是他还是不明白，肾虚怎么会导致心绞痛，觉得这两个根本就扯不上关系。

有时候，你不跟病人解释清楚他的病因，开出的处方他就不太相信，很容易出现吃了几天药或做了几天针灸，觉得没有什么效果就半途而废的情况。这样很影响治疗效果。所以只要时间允许，我都会耐着性子给他们解释清楚。

我告诉他，肾虚之所以会导致心绞痛，是因为肾为先天之本，内藏真阴和元阳，阳虚阴寒都会上逆阻塞心脉导致胸痛。肾阴亏虚，会使心失去温养濡润，就是不荣则痛；肾阳不足，肾气匮乏，导致血行不畅，气滞血瘀，出现所说的不通则痛；肾水不足的时候，心火上炎是必然的，此时也容易发生胸痹疼痛。对付这一类的心痛都是标本兼治，以化血瘀为标，补肾强肾为本。

临床上发生这种疾病的人都是像他这样40岁以上的人，这是因为，人过了40岁就容易肾气亏虚，阴阳失调。患者在表现出胸闷胸痛的同时还会伴有气短乏力、腰膝酸软、面色无华、畏寒怕冷的症状。

我就以金匮肾气丸打底，加了菟丝子、枸杞子、柴胡等先补肾气，一共开了7付药，让他吃完以后再来复诊。他复诊时告诉我吃药后症状缓解很多，但是因为前天和昨天连着加班熬夜，还有几场应酬多喝了几杯，今天就又有点难受。我有点无可奈何，我这边给他身体打气，补肾虚，他那边却不停放气，消耗肾精。

我就嘱咐他，他现在肾虚已经比较严重了，对他来讲最主要的是身体，钱是永远赚不完的，身体才是革命的本钱，是他赚的100000000元里的1，去了这个1，剩下的0又有什么意义呢？所以从今往后尽量不要熬夜，不可以暴饮暴食，经常喝酒也要不得，房事也要节制，否则会加速肾虚。如果再不听我的劝告，让病情进一步加重，那我也无力回天了。前一阵子他给我打电话，说要放下工作去国外玩一圈。看到他真的比以前放松下来，身体状况也好了很多，我觉得很欣慰。

现在很多人都是生活上不注意，要么饮食无度，要么工作、玩起来不要命。不注意保养自己的先天之本会带来很严重的后果，心绞痛只是其一。特别是岁数比较大的人，一定要注意避免上述问题。

在饮食上，可以多喝点山药羊肉汤，放点儿板栗、山药或白萝卜都可以，补肾养肾。板栗性温，为肾之果，补肾散寒；羊肉补虚劳，温经通脉；山药益肾气，健脾胃；白萝卜可以顺气，避免虚不受补的情况。这个汤基本上是人人都适用的。具体的配方是羊肉250克、板栗肉100克、山药350克、白萝卜150克，一起多炖几小时，补肾的效果非常好，肾虚的人一周喝上两次就可以了。

最后，再给大家推荐一个我非常喜欢的强肾方法，叫作"弓步吐吹"。在六字诀呼吸吐纳养生健身法中，肾对应"吹"。人发"吹"字的声音能补肾虚，提升肾气。但不是随便发这个声音就可以补肾强肾的，必须配合一定的动作才可以。具体的做法是，左腿向前迈出一步，同时膝关节弯曲成90度左右，另一腿伸直，全脚掌着地，上体与地面垂直，不要弯腰，身体侧一个弓步站好。手绕到背后去压后腰上肾脏的位置，舌抵上腭，深吸气，用口呼气并发出"吹"声，当把气快吐完时，再把肛门提起来，把最后一口气吐出去。一吸一呼完成一套动作，每次做10套，每日1次，长期坚持下去，效果非常明显。这个动作最好的练习时间是下午5~7点，因为此时肾经精气最旺。

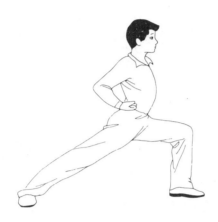

每天练练"弓步吐吹"，
补肾补心轻松行

肝有隐患，
也会心悸乏力

现在很多人都会有心悸乏力的现象，就是在没有运动或受刺激的情况下，心中却悸动不安，甚至能感觉到自己的心跳；平时浑身没有力气，做什么事都懒洋洋的，提不起精神。

如果只是短时间身体劳累或情绪激动才会有这样的症状的话，是无须在意的。但是如果长时间有这样的症状，就提示自己心脏的状况比较差了，不注意及时治疗，发展下去，可能会导致像心肌梗死、冠性病之类比较严重的病。所以，大家如果长时间都有心悸乏力的症状时，一定要加以重视，及时治疗。

出现心悸乏力的情况，多是因为身体血脉运行的障碍和情志思维的异常。饮食不规律、过于劳累、七情太过都会导致本病的出现。这个病症病变部位在心，但是病根不一定在心，还有可能是其他脏腑功能失调，像肝失疏泄、脾失运化、肾精亏损、肺气虚弱等都会导致心气不足、心血亏虚、六神无主，而出现心悸乏力的情况。其中以肝失疏泄、肝胆气虚较为多见。

曾有一个30多岁的女士来找我看病，她自述心悸、乏力，心脏经常毫无征兆突突地跳，有时心区肋间还有疼痛的感觉。此前去西医院诊断为肋间神经痛，用了很多的药也没有治好。刚来找我的时候，她描述了症状后，就不爱说话了。我看她舌底有青筋，脉也比较沉，判断为气滞血瘀，觉得并不麻烦，就开了一些活血化瘀的药。可是患者服药7天后说感觉还是会时常不舒服。我就奇怪，因为按照我的思路，她喝3~5天症状就应该明显缓解。

这次我又仔细问诊，发现她黑眼圈很重，眼睛还红红的，便详细询问了她很多生活上的问题。这次发现，心悸乏力、胸前区不适只是她的一个表征，她的病根在于肝郁气滞。原来她和婆婆同住，婆媳不和，弄得现在家庭关系非常僵，和丈夫也快闹到离婚的地步，整天心情压抑得很。她经常头昏脑涨、心烦急躁，饭也吃不下。我劝导了她很久，用药上也决定以疏肝理气、活血化瘀为主。她吃了3剂以后，心悸乏力，胸区疼痛的情况好多了，精神状态也明显改善了。后来听说她和丈夫搬出去住，矛盾少多了。病根没有了，恢复起来就更快了。

心的虚证之所以与肝有关，原因有两点。一个是在五行里，肝属木，心属火，木是可以生火的，在中医里就是肝为心之母。有句话叫作"虚则治其母"，如果表现出心悸乏力、胸慌气短、六神无主这样的症状，可以通过保肝养肝、调理肝脏，让肝木旺一点，心火就燃烧得更加旺一点，心的虚证就没有了。另一个原因是，中医里肝主疏泄，藏血藏魂，与气血运行、贮藏和调节血量、七情的疏泄都有关。肝功能正常，则七情疏泄有度，藏血有常，人的气血就不会匮乏，七情安适也就不会出现心血瘀阻，心的气血运行正常，自然就不会有心悸乏力的症状。

一般由于肝失疏泄、肝胆气虚导致的心脏病变的特点除了心悸乏力外，很多会伴有心前区闷痛，而且基本上都是一侧胸前区憋闷疼痛，同时兼见气短、心烦、爱叹气。这个时候的不适症状表现在心，而病变的根源在于肝，需要补肝养肝。在临床上我多用朱砂安神丸和温胆汤治疗此类由于肝失疏泄、肝胆气虚表现出的疾病，市场上也有相应的中成药，有这样症状的人可以在医师的指导下酌情服用，但是如果服用一个星期还是没有见效的话，就需要停服此药，并去找专业医师治疗。

　　在这里多说一句，有的人不明白，为什么有的时候病人来了，我除了询问病情外，还喜欢和病人拉家常。这主要是因为很多时候不多问问，就只能看得了"表"，看不到"里"。很多情况下大夫不去问，病人也想不到自己的病会和生活中的一些问题有关，像刚才介绍的这位女士一样，如果找不到本质的原因，用药上就难免偏颇。所以在此也提醒大家看病的时候，尽量跟大夫把病症及可能的原因都讲清楚，以帮助大夫判断治疗，这样不仅会节省大家的时间，也可以提高治疗的针对性。

　　如果由于肝胆气虚、肝失疏泄而出现心悸乏力、胸区一侧憋闷、懒言少语、失眠多梦这一类的症状，可以通过推脚背的方式来改善。在脚背侧第一、二趾跖骨连接部位有肝经的太冲穴和行间穴。从太冲穴直接推到行间穴，就相当于把源源不断的肝气供给到心里去，自然能够改善很多心的虚证。方法也很简单，就是每天晚上睡觉前先用热水泡脚30分钟，然后从太冲向行间推揉，单方向重复，每侧持续3分钟。推的时候多使点劲，要能产生酸胀甚至胀痛的感觉为佳。

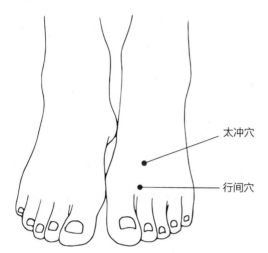

太冲穴

行间穴

按摩太冲、行间穴，给心补充
肝气，就能改善心的虚证

第三章

心病不仅表现在心血管，

很多疾病都与心相关

扁桃体不可小觑，
它是心脏的第一道防线

一天，我到邻居家做客，看到他家八九岁的小女孩，长得特别瘦，安静地坐在沙发上，也不爱说话，看上去精神不太好。问了几句，得知小女孩经常感冒，扁桃体总是发炎。因为这个孩子总不爱吃饭，自然长不胖，身体素质也不好。家长正商量着再过几天去医院切扁桃体。

我就告诉他们，**扁桃体可不能轻易切除**，特别是在孩子小的时候，别看它不大，作用可不小，它是身体非常重要的免疫器官。我们知道，咽部是饮食和呼吸的必经之路，跟外界相通，很容易遭到病菌侵袭，而扁桃体就处在呼吸道和食道的交界处，专门对付外来的细菌、病毒。扁桃体就像是人体免疫的前站哨兵，保护我们的心脏，乃至保护整个身体。病菌进入身体都要经过扁桃体这一关，要是把扁桃体切了，没了哨兵站岗，那岂不是就是敞开大门，任由强盗来家里抢东西吗？

家长说，他们也知道切了扁桃体总归不好，那是不是可以暂时不管它老爱发炎的问题，等孩子长大以后身体抵抗力强了，自然也就没事了呢？

我赶紧说，那可不行，**扁桃体除了发挥免疫作用外，还是心脏的第一道防线**。扁桃体一直很健康的人，不会有风湿性心脏病。对于发生风湿性心脏病的人，往往会发现病前都长期有扁桃体炎的症状，但却没有得到及时的医治。扁桃体一发炎，会让风湿长驱直入侵犯心脏，造成中医说的"风心病"，再发展下去，会诱发心力衰竭等严重的疾病。所以说，也不能不把扁桃体发炎看作小问题。在临床上，我见过很多急性扁桃体炎未能彻底治疗的病患，结果最后造成严重的心脏疾病。

这时候家长就有点急了，说："董大夫，那快帮我们孩子想想办法吧。其实，我们也给孩子吃过很多药，一感冒就吃药，从来不敢耽误的。"

我一边告诉他们不用着急，一边拿出我包里随身携带的针灸针——路见疾病，拔针相助嘛。我让孩子张开嘴，看到扁桃体确实特别肿，外面包裹着一层黏液。我将针消毒后在她扁桃体的特定部位扎了下去。小女孩很勇敢没有哭。我在临床上治疗扁桃体发炎一般会选取后溪穴，效果非常好。如果发炎特别严重，扁桃体肿大得很厉害的话，我就会用针在患处刺破。当然，这些都是专业医师的治疗手段，您在家可千万不要心急乱下针。

很多人都觉得扁桃体对身体来说无关紧要，若总是发炎还不如切除了。我是不赞成切除扁桃体的。前面说了，扁桃体对身体、对心都是至关重要的。还有，大家想想，为什么扁桃体会发炎呢？是身体因遭受风寒等外界或自身原因，导致免疫功能下降，扁桃体才会发炎。这是身体告诉我们该好好休息、调整生活作息的信号。如果把病变的器官切除，身体还是有炎症的话，就会有其他的器官代替扁桃体发炎，身体还是会生病，姑息下去的话，甚至可能会出现咽炎或肺炎。切除扁桃体，不就相当于掩耳盗铃吗？而且还会埋下诱发严重心脏病的危险种子。所以，治病强身还是得从根上调理，不能一刀切下去。其他的病也是一样。

慢性咽炎，
多因"伤心"而起

　　我们身边总有这样的人，嗓子经常不舒服，不停地清喉咙。但这样的人往往既咳不上来，又咽不下去，连旁人都要替他难受。这就是慢性咽炎的症状，如今，我国有30%～50%的人都有慢性咽炎，而我身边的朋友之中，患有慢性咽炎的概率恐怕比50%这个数只多不少。

　　慢性咽炎在中医上称为"慢喉痹"，成因很多。**经常需要讲话的人，比如老师，就容易得慢性咽炎**。这主要是因为老师们用嗓过度，伤了心气。另外很多人都是由感冒发展成鼻炎，然后再演变成咽炎的，这些人大部分是因为**寒邪侵袭身体，伤了心血，导致身体气血无法正常运行，而出现慢性咽炎**。再有就是所谓的"气郁型咽炎"，**说的是人由于情志不畅，气结于咽喉部，导致脉络痹阻，人就会有慢性咽炎的症状**，如果不好好调理情志，慢性咽炎就容易反复发作。

　　中医最讲究"治病寻因"，对于因讲话太多、用嗓过度导致的咽喉炎，我肯定不能让他们少讲话，毕竟这是职业需要。有一个唱京剧的名角经常来我这看病，他就有咽炎这个毛病。前一段时间他受了风寒，病情加重，嗓子都哑了。可是他马上要出国巡演，非常着急，便来找我帮忙治病。我先是给他扎了几针，把病情控制住了。但他出国演出的时候，我不能跟着他，于是就给他推荐了一款茶。

配方很普通，取菊花3朵，麦冬、甘草、金银花各10克，藏青果、桔梗、百合各15克，加上2000毫升的水一起煮，煮开以后把汁水放进密封的瓶子，喝的时候可以加适量蜂蜜调味。这款茶一般只要喝3天，就能缓解咽部不适的症状。他出国后坚持喝这款茶，就没有发过病，演出顺利结束。喝这款茶没有什么禁忌，有慢性咽炎的朋友可以去药店买点原材料回家试试，每个月喝上3~5天就足够了。

对于感冒或鼻炎引起的慢性咽炎，大多数都是起病于小孩子的时候。小孩子抵抗力比较弱，粗心的父母不注意孩子保养，感冒就非常容易拖成鼻炎，鼻炎反复不愈，就有了慢性咽炎。所以，在孩子小的时候家长一定要多注意，感冒了要及时防护。现在孩子感冒大多数是受寒的多，喝点姜糖水、神仙粥都会大有好处。

说到神仙粥，还专门有个歌诀："一把糯米煮成汤，七根葱白七片姜，熬熟对入半杯醋，伤风感冒保安康。"具体做法是，将糯米50克熬粥，再加入葱白约30克、生姜7片（约15克）共煮5分钟，最后加入米醋50毫升搅匀即可起锅。让孩子趁热服下，在感冒初起的时候，每天服用3~5次，1~2天即可痊愈。

最后是情志原因引起的咽喉炎。多愁善感、易怒、易生闷气的人特别容易反复发作慢性咽炎。有一个患者就跟我说，平时还不觉得嗓子太难受，可是一生气、着急，咽炎就加重，不光白天的时候嗓子难受得厉害，连半夜睡着的时候，都会被痰憋醒。对于这一类患者，一定要学会让自己快乐起来，先从心上把病根去了，咽炎才会好。不调心、养心，让身心舒泰，即使是暂时治得了标，也治不了本。我一直告诫大家，人一定要活得大气、从容一点，复杂的不良情绪越少，人越快乐，不仅慢性咽炎会减轻，别的病也会变少。

最后我要说的是，慢性咽炎发病的人虽然多，但是很少有人把这个当成一件大事。大家都觉得得了慢性咽炎，不耽误吃不耽误喝，就是嗓子难受点，忍一忍也就过去了，时间一长也就习惯了，反正有这个病的人多得很，也不会有什么大事。其实，慢性咽炎不仅仅会带来喉部的不适，其炎症可波及其他系统。像我的一个医师朋友说他的一个患者有胃炎，最后发现根却在嗓子上，罪魁祸首竟然是慢性咽炎。所以有慢性咽炎的人一定要及时治疗。

在临床上我一般用列缺穴配照海穴治疗各种咽部疾病——小到咽炎，大到喉癌。有慢性咽炎的人也可以按摩这两组穴位。以左右两手虎口交叉，一手食指押在另一手的桡骨茎突上，食指尖到达的凹陷处就是列缺。照海穴在足内侧，内踝尖下方凹陷处。自己在家按压的话，每天一次，只需5分钟就行，双手双脚都要照顾到。

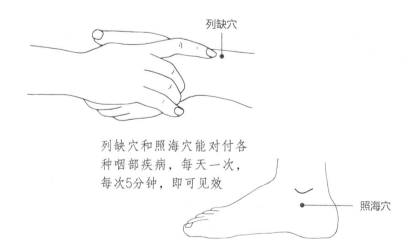

列缺穴

列缺穴和照海穴能对付各种咽部疾病，每天一次，每次5分钟，即可见效

照海穴

舌为心苗，
观舌即可观心

　　现在大家去医院看中医，一般都是号号脉，问问身体的基本情况，然后大夫一般会再说一句："伸出舌头让我看一下。"这些基本流程包含了我们中医的几个看家本领：望、闻、问、切。每一项都包罗万象，只要技术过硬，就可以分清身体的寒热、虚实。这其中每一项技术都经历了很长时间的发展，也推动着中医的前进。

　　关于舌诊，有这么一个有趣小故事。在明末清初，我国有一位名震四海的杏林高手，叫喻嘉言。有一次，他给一个姓黄的人治病，当时其他大夫都判断那位黄先生是受了寒，开的药基本上都是干姜、附子之类回阳大热的药。但是这个黄先生呢，越吃病越重。喻嘉言诊断完就说，病人不能补，只能泻。果然，服完喻嘉言的药以后病人就好了。别人都问他，为什么同一个病人，他判断的和别的大夫都不一样？喻嘉言就公布了他的秘密武器——舌诊。他说病人舌苔焦黑，这是体内热盛的表现，不能温阳，温阳是火上浇油，得赶快泻火，结果一泻就灵。

　　其实，舌诊最能反映的还是心的问题。这是因为"心开窍于舌""舌为心之苗"，即舌是心的外在表现，心的健康情况会首先反映在舌头上。心的虚实和病变，都可以从舌头来判断。现在大家不妨照照镜子，请你张开嘴，伸出舌头，对照下文，瞧一瞧自己的心是否健康。

总的来说，若心的功能正常，则舌体红润，上面有一层薄薄的白苔，柔软而不僵硬。大家要是不知道什么情况是最正常的，可以找一个健康的小孩子，看看他们的舌头，一般健康的小孩子的舌头都是这样的。如果舌苔很少、发干，说明阴虚；如果舌苔厚，则说明阳气不足；舌苔由白变成黄色，说明体内有热；如果舌质淡白且胖胖的，特别水润，甚至还边缘还有齿痕，多说明心阳不足；如果舌头又红又瘦，通常是心阴不足的表现；舌质紫暗或有瘀斑，都是心血瘀阻的人。下面我选择比较普遍的三种情况，重点讲一下。

舌上瘀斑、舌下青筋：这些症状都提示血脉出现瘀阻。正常的舌苔应该是淡红色的，没有瘀点和瘀斑。如果舌质紫暗或有瘀点、瘀斑，提示患心血管疾病的风险增大。有心脏病的患者一旦出现这种情况，就更要多注意。如果舌头上有瘀斑，并且伴有心慌气短、失眠多梦、心前区刺痛等症状，基本上就可以断定有心血管疾病。如果伴有头晕头痛等症状，则脑血管疾病的可能性比较大。

在临床上此类的血瘀病人特别多，一般情况下我都会用针刺破舌下的青筋，将瘀血放出。曾经有一个70多岁的老人来我这，说经常心慌气短、心前刺痛。我仔细诊断后，发现是由于心血瘀阻所致，就让他把舌头卷起来，将紫黑色的青筋刺破，当场他就感觉轻松了很多，身体感觉立刻有了好转。有的时候中医就是这么神奇，不由得会让你赞叹。

舌头发红：这是心阴不足的表现。健康的人舌头应该是淡淡的粉色，不会特别红。很多患心血管疾病的人，都会有舌头发红的现象，这主要是心阴不足、阴虚火热引起的。身体过热，"烤"到舌头，把正常的粉色"烤"成了红色，再严重下去，红色就会"烤"成黑色，就会变成故事里清代那位黄先生舌头的颜色。这一类人可以在专业中医的指导下服用六味地黄丸或者是杞菊地黄丸治疗。

舌苔变白：这是气血不足的表现。正常的舌头上有一层淡淡的白色的舌苔——大家注意，是薄薄一层，不能少也不能多。

舌苔异常变白大致可以分为两类。一种是舌头整个不是红色，而是淡白色，临床上我发现这类人通常会有心律失常、乏力的症状，患贫血性心脏病的可能性非常大，这种情况最好尽快就医。另一种是舌苔白腻，也就是有厚厚的一层白苔，这种情况多与中焦湿阻有关。如果还有胸闷、心前区不适的症状，那就要警惕冠心病、动脉硬化的可能了。对于这样的人一定要让身体热起来，多补血，平时多喝大枣猪肝汤。取大枣9枚、猪肝200克一起煮汤，一周喝2~3次就可以补气，改善这个症状了。

舌头可以反映心的虚实强弱，其实锻炼舌头也同样有利于养心。下面介绍一个"咬舌功"：张开嘴，将舌头尽量外伸，然后合上嘴，用牙齿轻咬舌面5秒，同时缓缓将舌头回缩，一边缩，一边咬。每天就这样咬舌头5分钟，能促进身体气血的流通，加强心的功能，减少患心脑血管疾病的风险。当然，舌头还有其他脏腑的反射区，这样每天咬一咬舌头，身体的脏腑都会照顾到了，自然能够免受疾病的干扰。

最后还要提醒大家一句，您在看中医前，千万别吃巧克力、槟榔，喝橘子水、咖啡等有颜色的食物，否则您一伸舌头，过黄或过黑的颜色能把大夫吓一跳。另外还有一点可能更容易被忽视，就是不要刷牙的时候把舌苔刷得一干二净，这也会误导医师的判断。

舌质暗紫，
说明心血瘀阻

　　我们已经知道导致瘀血的原因有很多种，受了寒，血液凝固不动就成了瘀血；内脏出血，如脾脏破裂，血没有排干净，也会瘀血；气郁也会造成瘀血。人的身体内有了瘀血，各种怪病就会随之产生。

　　俗话说舌为心之苗，**心血瘀阻，我们都可以从舌头上看出来。**大家可以对着镜子，伸出舌头，看看舌头上面有没有瘀斑，如果舌头上有很多的红点，并且这些红点发黑，就说明身体有瘀血，但是症状还是比较轻的。如果舌质暗紫，这意味着体内血瘀较严重。然后再卷起舌头，如果舌下静脉变粗，或者舌下络脉青紫，都说明身体血瘀的症状已经比较严重了，需要及时调理，否则会有爆发冠心病、心肌梗死的可能，女性还容易不孕。通常这样的人往往面色晦暗、唇色发紫。

　　如果已经能从舌头判断出体内有血瘀的情况，可以喝山楂陈皮茶来活血化瘀，改善心血瘀阻的情况。至于如何判断自己身体已经没有瘀血，同样看看自己的舌头就可以了。**如果舌头呈健康的粉红色，上面一层白白薄薄的舌苔，舌下静脉不明显，就说明自己已经告别了瘀血体质。**山楂陈皮茶的组成如下：取陈皮和山楂干各*10*克、青皮*5*克，用开水冲泡，每日当茶频饮。

我们知道，山楂具有健胃消食、活血化瘀的功效。去中药店买过山楂的人都知道，山楂分为生山楂、炒山楂和焦山楂。生山楂就是把山楂直接烘干，这样的山楂消食化积、活血化瘀功能比较强，要是为了活血化瘀我一般都会直接让人泡生山楂水。炒山楂经过了炒制，消食功能增强了，而活血化瘀的功效弱化了。而焦山楂炒制得更厉害，消食化积止泻功效更好，活血化瘀功效就比较弱了。所以为了活血化瘀，大家去药店买的时候直接买生的山楂干就行。

陈皮味辛、苦，性温，温能行气，辛能发散，苦能泄水，其理气降逆、调中开胃、燥湿化痰的功效较好。我们用陈皮主要是用它理气的功效。不过要注意，陈皮有一定的燥湿作用，气虚、燥咳、有胃火的人，就是脸上、鼻头爱长痘的人不宜多食。

青皮是没有经过晒制的橘皮，从行气的力量来说是青皮较陈皮强，从化痰的能力来说是陈皮较强。但是，一般用于行气理气的话我还是用陈皮比较多，主要是因为青皮破气的同时易伤正气，陈皮力缓而不易伤正气。在临床上我的经验是这样的：左侧胸痛用青皮；右侧胸痛用陈皮；胁肋疼痛用青皮；中间疼痛用陈皮；下腹疼痛用青皮；胸腹疼痛用陈皮。所以在泡山楂陈皮茶的时候，青皮也可以省略掉。

如果女性朋友体内不仅有瘀血，还有乳腺增生的状况，那么在刚才这个陈皮山楂茶里的青皮就不要省略。青皮破气功效特别好，可以帮助打通乳腺的堵塞，长期喝下去可以治疗乳腺增生。不过要注意，由于青皮破气效果太强，女性朋友来月经的时候就不要再加青皮了。另外，因为鲜橘皮表面有农药和保鲜剂污染，最好不要自己剥了橘子以后直接泡水喝，还是要去专业的药店去买，更加安全。

口渴咽干，
实为心阴损耗

假如天气干燥，再加上思虑多、操劳费心，很容易损耗心阴，津液一少，各种器官都会比较"干"，所以就会出现口干舌燥、咽干眼涩这一系列的"干"症。我也难以幸免。有一阵子由于工作需要，连着转了大半个中国。好不容易回来休息一下，发现自己嗓子特别干燥，还有点发痒，喝了很多水也于事无补。仔细一想，我这是疲劳过度，耗费心血过多，加上那时天气干燥，心阴虚了，才出现了这些咽干口渴的症状。

不过这对我来说并不是什么大事，因为每到我有咽干口渴情况的时候，都会泡一款滋阴润燥的好茶，能立马缓解身体的"旱情"。身体干燥的情况就不见了，自然也就不会咽干口燥了。这个能滋润身体每一处角落的茶，就是西洋参石斛茶。配方是西洋参3克、石斛10克，每次只要泡水喝上2~3天，一切阴虚火旺、口渴咽干的情况就都不复存在了。

西洋参性苦、微甘而寒，入心、肺、肾经，有补肺降火、养胃生津的功效。不管是因为气候干燥，还是自身消耗过度等原因而出现的津液耗损、咽干口燥、喉咙疼痛的现象，都可以用西洋参泡茶喝来缓解这些症状。在这里多说一句，西洋参的药性与人参有相似之处，但并不相同。人参提气助火，西洋参滋阴降火。相对于人参，西洋参的补气作用会温和许多，也不似人参温燥，因此，体质较弱的人，如老年人、患病的人，都可以服用西洋参作为日常保健。

凡是津液不足引起咽干口渴的症状，或生活中感到虚烦燥火、喉疼失音、食欲不振，西洋参都很对症。西洋参虽然适用人群很广，但如果药不对症，也会起到反作用。西洋参补气养阴，属于凉性药，如果身体有热症，比如口干烦躁、手心发热、脸色发红，此时使用西洋参调补可以达到很好的降火效果。反之，若咳嗽有痰、口水多或有水肿等症状时，就应避免服用西洋参，否则会加重病情。

西洋参不利于湿症，服用时要考虑季节性。春天和夏天气候偏干，比较适合服用西洋参，不宜服用人参或红参；而秋、冬季节则需要对症进补。保险起见，西洋参每日用量最好不要超过3克，否则会出现过度兴奋、头晕恶心、烦躁忧虑、失眠等症状。而且，**西洋参最好不要与浓茶或咖啡一起服用，体湿胃寒的人也不要经常服用西洋参来保健。**

石斛益气养阴、生津降火，适用于心阴虚所致的各种津液不足、口渴咽干之症。石斛也有很多种，鲜石斛清热生津效果比较强，比较适用于正在发烧的、容易烦热的人；干石斛擅长滋阴清补，适用于热病后期、阴亏虚热的人。铁皮石斛清热滋阴的药力较强，用的时候也需要煮一会儿，一般要煮半个小时以上。而霍山石斛，尤其适合津液不足的老人。

我一般都喜欢用铁皮石斛，这种石斛质地最为优良，只是铁皮石斛需要泡的时间比较长。梅兰芳先生有一副好嗓子，即使是在年老后，嗓音仍然是甜润动人。他护嗓的秘诀正是常年饮用铁皮石斛煎水。用嗓子比较多的人，比如老师，就可以经常喝喝石斛水，对嗓子特别好。不过，石斛阴柔滋润，但不化燥，故口干却不欲饮水、舌苔腻者就不宜服用石斛保健。

这个西洋参石斛茶我喝了一天，口渴咽干的症状就没有了，对于一般的口干舌燥，最多喝上3~5天就能可以缓解症状。作为日常保健，这个茶在夏天喝最好，如果喝了这个茶以后出现畏寒、体温下降、食欲不振、腹痛腹泻等不良反应，则说明喝的茶并不对症，停用即可。

手脚冰凉，
多与心阳不足有关

我们都知道，万病皆损于阳气。阳强则寿，阳衰则夭。要想健康长寿，先要把人的阳气补足。而现在的不少人由于环境、工作的压力，过度消耗阳气，阳气一少，身体就没有足够的温度温煦四肢，人自然也就畏寒怕冷、手脚冰凉了。

再有就是女士手脚冰冷的情况比男士要多得多，很多女士一到冬天手脚就没有热过。有的人说手脚不凉的女人没有人疼，其实，手脚冰凉是病理的表现，身体的阳气不足以温煦四肢，只能给重要的脏腑如心脏和腹腔保温，而舍弃比较偏远、相对没有那么重要部位如四肢末梢。

以前心阳虚都是年纪大的人才会有的，而现在很多孩子小小年纪就出现了心阳虚的症状。据我的观察分析，这些小孩子都是吃了太多生冷的食物造成的。不少家长知道水果蔬菜好，但给孩子吃过多生冷的果蔬，如冰镇沙拉、水果冰沙等，这样也会消耗孩子的阳气。再就是有的家长一味给孩子买冷饮，还没到夏天冰激凌就早早备下，饮料也都放在冰箱里，孩子想喝的时候就随手从冰箱拿。这样的做法会过度消耗孩子的阳气，孩子从小体质就保养不好，长大了自然也容易生病。

现在我主要说说怎么用食疗的方法让身体重新热起来，解决由心阳虚导致的手脚冰凉的问题。方法很简单，就是每天早上吃三片醋泡生姜。生姜性热，是补阳气的最好食材，吃生姜最好的方式就是醋泡姜。与人参、鹿茸等名贵中药材相比，生姜是一种廉价而效果不凡的食材。国医大师路志正精力旺盛，94岁的高龄，还奋斗在临床一线。路老之所以阳气如此充足，有一个很大的秘诀就是路老吃了三四十年的醋泡生姜。

醋泡生姜的制作方法很简单，就是买上半斤（250克）姜，切成片，放在棕色的玻璃瓶中，然后倒入米醋没过生姜，泡上三天就可以吃了。每天早上吃，3片就可以了。我在家做的时候会放点红糖，红糖也是性温的，可以补充阳气，而且加了红糖泡出来的姜酸酸甜甜的，非常好吃。不过要注意，这个醋泡生姜平时最好放冰箱里，不容易坏。早餐的时候吃点醋泡生姜，不仅清爽可口，还能补气升阳，功效远远胜过补药汤。

之所以必须用醋泡，是因为酸味是收敛的，于是姜宣发的力量便收敛进去了，姜升发阳气的力量变得平和而有效，升阳而又收敛，不会让阳气四下散开。我给很多人都推荐过这个方法，一般人吃上2个月，就会大大提升人的阳气，身体就开始暖起来，手脚就不再冰冷了。

需要提醒的是，**醋泡生姜一定要在早饭时吃**。这是因为姜最擅宣发阳明经的阳气，而早晨7～9点正是人体气血流注阳明胃经之时，此时吃姜，最能升阳气，促进消化。中午和晚上就应该不吃姜了。大自然的阳气在中午到达顶峰，午后阴气开始升起，阳气开始收敛。此时吃姜会适得其反，容易使人兴奋，无法安睡，也会郁积内火，耗肺阴，伤肾水，不利于养生保健。

很多人都问我吃姜要不要去皮，实际上姜浑身都是宝。姜肉性热，姜皮性凉，姜肉发汗，姜皮止汗。一般做菜用姜，可以带皮；而受了风寒要喝姜汤发汗，或者是想用姜平衡食物的寒性的时候，去皮的姜更好。

汗为心液，
出汗不正常是心受损的表现

　　我们每个人都会出汗，正常出汗是健康的标志之一，适当出汗既能散发人体内的热量，又能排泄体内毒素和废物。所以，很多人都会说出汗好，出汗就是排毒。如果在温度高、衣服厚或者刚跑完步时身体出很多汗，是没有问题的。但是如果出汗过多，或者只有局部出汗，就不是什么好事了。**汗为心液，出汗不正常是心受损的表现**，这个时候大家要注意自己的心脏了。

　　《黄帝内经·素问》上记载："汗出于心。"正常出汗是身体阴阳协调的表现，不正常的出汗反映人体阴阳失调，营卫不和，心阳不足，心气受损。病理性出汗的有自汗、盗汗、脱汗、半身出汗等，这都表示心出现了一些问题。由出汗部位的不同，症状和治疗方法略有不同，在这里将几个比较常见的给大家介绍一下。

　　自汗：自汗是清醒时出的汗，经常动不动就出汗，当然运动幅度越大、能量消耗越高，越容易出汗。身体比较胖的人，就经常自汗，我认识的一个男生小于，是一个学化学的博士，1.7米的个子，体重都快100公斤了，他就经常出汗，稍微一动就大汗淋漓，夏天更是难熬，像这一类的人多半都是心气虚。自汗者要是情况不是很严重，可以酌情服用玉屏风散。玉屏风散是著名的益气固表止汗的中成药，价格不贵，效果很好。小于就是服用了玉屏风散一段时间，加上适度的锻炼节食，现在已经好很多了。

盗汗：盗汗是指在睡梦中出汗，醒后就不出了。盗汗严重的人，醒来被褥都是湿濡濡的。盗汗的人用当归六黄汤比较对症。**取当归、生地黄、熟地黄、黄芩、黄柏、黄连各6克，黄芪12克，加水煎服，每日一次即可。**

腋汗：有的人别的地方不爱出汗，就单单两个腋窝爱出汗。这个一般是心阳、心气两虚的表现，汗液失固，心液外泄。一般情况不严重的人，喝点桂圆莲子粥就行了。**取桂圆肉7颗、无心莲子10颗、大米50克，加水煮粥，每天一次。**一般情况下喝1个月内就会好转很多。

心胸汗：这个多见于脑力工作者，特点就是心胸部位爱出汗，常伴心悸气短、健忘失眠、食少体倦、面色萎黄等症状，一般都是因为思虑太多、心脾两虚导致的。有这个症状的朋友，一定要多吃点荔枝、大枣、猪肝，养心补脾，就会改善症状。在这里我推荐排骨枸杞汤给大家，**用排骨500克、枸杞子30克一同熬汤，喝汤吃肉。**这个汤就不用天天喝了，一周两次就可以了。有这个症状的朋友一定要注意避免用脑过度，思虑过甚，否则不仅心胸汗不会好，还会引发很多其他的病症。

半身汗：半身出汗又称"偏沮"，多发生于35～50岁的男性。这种出汗的方式比较奇特，就是以颜面和胸、腹正中线为分界线，或左半身出汗，或右半身出汗，一侧皮肤出汗，另一侧皮肤无汗，且界线分明。

这种现象多是由于痰湿瘀阻，心气、心血运行不畅，一侧脉络受阻所致。在临床上我都用桂枝汤治疗此病，基本上都是药到病除。

在我的患者中也有一个半身汗的朋友，他是一个公安局的干部。有一次在执行任务的时候着了凉，途中吃了感冒药，不见好，回来后又去医院打了几天吊钉。结果感冒基本上好了，后来却一直右半身莫名出汗。我给他开了桂枝汤5服，喝了3天就有好转，5天就痊愈了。

脱汗：脱汗的表现是身体大汗淋漓，伴有身体变冷、呼吸微弱，多发生于青壮年或老年急性暴病。和前面的各种不正常出汗不一样，这可是大危之兆，需赶紧救治。我在临床上多用参附汤调理，但是对于没有医学背景的人而言，赶紧拨打急救电话，送患者去医院更合适。

身体出汗和心息息相关，所以，任何形式的异常出汗，都可以通过养心来缓解病情。在这里我给大家介绍一个不吃药的方法，就是揉耳朵。耳朵上有身体各个脏腑的反射区，经常揉揉耳朵就像相当于按摩全身了。耳朵上的"心点"就在耳朵内侧靠近耳洞的地方，经常揉一揉，对缓解出汗和养心，极有好处。

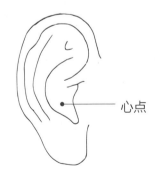

心点

耳朵上有对应的"心点"，经常揉一揉，就相当于养心了

小便黄赤，
常与心火过旺有关

心与小肠互为表里，心火旺会下移小肠，影响小肠泌别清浊的作用，小便不仅会变得黄赤，有的时候甚至还会赤涩刺痛，并伴有大便干结。这个时候我一般都在针灸的基础上配合导赤散。

导赤散出自《小儿药证直诀》，此书是中医儿科的第一本专科方书，书中有很多方子，不仅儿科常用，内科也常用。导赤散就是一例，它可用于心经有热而导致的睡觉不实的情况。我会随证加减用于心经有热下移小肠导致小便黄赤的问题，这个问题女士在夏天会比较多。

夏天心火当令，非常容易出现心火过旺的问题。心与小肠相表里，和唇亡齿寒一样，在中医里，心火大，小肠遭殃了，小便就有问题。

有一个女性记者朋友因为采访过我而结缘。她有一次就是因为小便黄赤、疼痛的问题来找我，她说这个也是老毛病了，一到夏天就犯，还容易反复发作，之前都是服用抗生素来缓解病情，但是后来服用抗生素也不大管用了，让我来想想办法。

我看她面色和舌尖都发红，甚至都没有舌苔了，就判断她是心火亢盛。我开了7付药给她。后来，她打电话告诉我她只吃了3付病情就控制住了。我让她一定要把药吃完，病就不容易再犯了。

熟悉我这个记者朋友的人都知道，她脾气特别好，平时大大咧咧的，也能够自我开导，所以并不是因为情志的问题导致心火旺盛。后来经我询问才发现，因为夏天她经常在室外采访，由于工作关系穿的职业装不太容易透风和排汗，才导致了这个问题。所以到了夏天，特别是女士，千万不要穿得太捂，否则特别容易引起这样的症状。

我们来看看这个导赤散，它主治心经有热，口渴面赤，心热移热于小肠导致的小便赤涩刺痛。这个方子主要强调导赤清心利水养阴，将心中的热从小便排出，同时达到养阴清热的目的。

导赤散用的时候是将生地、木通联合做主药，竹叶、甘草为辅药。生地归心经，清心经之热，同时可以达到凉血的目的。心热伤阴，生地也可以补充阴液，在清心热的同时，还有养阴的作用。木通入心经和小肠经，能清热利水，引心经之热从小便排出。竹叶利水，清心除烦，在此方中我们主要用它利水的这个功效，让过旺的心火随水，也就是小便，排出体外。甘草用的是生甘草梢，生甘草清热，而生甘草梢更擅长止痛，本方中用的就是其专门针对小便赤涩疼痛的这个特点。

懂一些中药学知识的人都知道，一般清热药寒凉，特别容易伤脾胃。但这个药有甘草相配，还能保护脾胃。总的来说，这个药养阴而不敛邪，利水的同时也不会伤阴，泻火也比较柔和，不伤脾胃，去邪清热同时兼顾护正气。当然，有利亦有弊，由于此方相对比较柔和，如果心火过旺、心经热盛，这个方子的力度就不够了。这时候可以在此方的基础上加减，需要在中医的指导下服用。

失眠多多少少
都与心受损相关

我闲暇时喜欢在网上开贴回答网友关于疾病的问题，时间一长，我就发现，现在的人失眠非常严重。

我记得有一个叫作"最爱小墨妞"的网友说她今年30多岁，平时工作压力比较大，经常失眠，原来吃安眠药还能睡着，现在吃了药也不容易睡着。她问我怎么办，是不是该加大药量，但又怕对身体不好。我就告诉她，**失眠了最好不要吃安眠药，失眠多多少少都与心受损相关，吃多了安眠药会更伤心，加重失眠**。我就问她，平时还有什么其他的症状，说得详细一点，好帮助我辨证看诊。

这位网友说她入睡困难，通常整晚都睡不好，平时腰膝酸软，心里常常烦躁，比较怕冷，下午5点到7点的时候感觉特别累，但过了这个点就会好很多。

我就告诉她，下午5点到7点是肾经精气最旺的时候，如果肾比较虚，在这个时间段就特别难熬。但是过了7点，气血流注心包经，人也就又精神了。**失眠一般反映的是心出了问题，要是伴有腰膝酸软、畏寒怕冷、五心烦热一般都是心肾不交引起的失眠。过度操劳、耗神费思容易引发心肾不交**。在过去，心肾不交多出现在老年人身上，但现在年轻人工作压力大、生活没规律、长期熬夜，也容易透支身体，引发心肾不交。

中医来讲，肾在下属水，心在上属火，不要认为水与火的关系一定是不容的，是相互制约的，其实，更多的时候它们是良好的"君臣关系"，心肾相互协作，共同维持我们身体的健康。

人体阴阳平衡的时候，身体的水受热向上走，水才不会过寒，身体才不冷；火受冷向下走，火才不会过热，就不会出现心火上炎。心火如天上的太阳，肾水如宽阔的海洋。太阳要温暖大地，蒸发水汽，再降雨，万物才能生长，身体才会健康。这才是水火相济、阴阳相交。在阴平阳秘的状态下，人才睡得较踏实。但是如果因为肾虚或心火过于亢盛导致心肾不交，心火没有水抑制就会过旺，虚火上飘会扰动人的头脑和心神，晚上就会思绪烦乱比较亢盛，人就会出现失眠，怎么也睡不着。

"最爱小墨妞"说，原来是这样啊，那么像她这种失眠难治吗，有没有比较简单的方法调理好呢。我告诉了她几个方法：就是每天晚上用热水泡脚后，再用手心搓脚心。手上的劳宫穴属火，脚上的涌泉穴属水，这样多搓搓，就可以使水火交接，改善失眠的状况。

在食疗上，可以用桑葚20克、酸枣仁5克、栀子5克、小米50克一同煮粥，每天晚上喝一次就行了。桑葚补五脏通气血、安魂镇神，酸枣仁补中益肝宁心、安神助眠，栀子清心除烦、调理睡眠。坚持喝此粥，可以改善因心肾不交出现的失眠多梦的现象，缓解入睡困难。

最后，关于失眠这个问题，我再同大家多说几句。根据身体气血流注的时间，如果整晚都失眠，一般是心脏的问题；在晚上11～凌晨1点醒来无法入睡是胆出了问题；凌晨1～凌晨3点是肝脏出了问题；凌晨3～凌晨5点是肺出了问题。偶尔一次或者是短时间内如此不要紧，如果经常这样，一定要及时调理。常常晚上失眠的人，可以睡前灸一灸三毛穴。三毛穴是一个经外奇穴，在大脚趾有汗毛的位置，一般艾灸此穴20分钟左右就会睡着，对失眠的人很有效，我在临床上屡试不爽。不过要注意，睡前一定要把艾条熄灭，以防引起火灾。

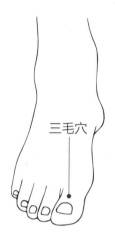

三毛穴

失眠不要怕，艾灸三毛穴，
半小时内即刻安睡

想减肥，
得先把心气补足

在中医里我们常说：气虚多胖，血虚多瘦。心气一旦虚了，推动血液循环的力就弱了，气血行迟缓，人的消化代谢能力就会降低。气比较足的人，吃得多，排泄得也多，所以一般就不会变胖。而气虚的人则不能运化营养，就会变成脂肪，囤积在身体里，人就会变胖。

大家可以仔细观察一下，如果周围比较胖的人不爱说话，不喜欢运动，整天没精打采，气喘吁吁，舌头两边还有明显的齿痕——这就多半是气虚导致的。不少这样的人来找我讨教减肥的秘诀，说他们节食过、运动过，该试的方法都试过了，可是还是瘦不下来。

我看看他们白白胖胖的身体，就告诉他们，**想减肥，光靠节食、运动可不行，得先补，把心气补足了**。心属火，火燃烧得正常，自然会把身上多余的脂肪燃烧掉。心气足了以后，身体就有力气把吸收不了的营养排泄掉，把身上囤积的肥肉给搬运走，人才会变瘦。

那如何补心气呢？方法是很多的，我曾经给很多人都推荐过比较清淡的荷叶茶和减肥粥，很多人都半途而废，他们说长期清汤寡水总是坚持不下来。我后来一想，一般比较胖的人都爱吃肉食，于是我就给他们推荐了这个猪心大枣桂圆汤。方法是取大枣9枚、猪心1个、桂圆肉10

个。猪心切开、洗净，大枣去核，将所有材料一同放入锅内，加适量清水，煲2小时，将出锅时加盐调味，就可以食用了。一般来说一周喝上2次就可以了。这个汤补心气、养心血，宁心安神，健脑益智，对心气虚引起的虚胖、失眠、精神萎靡都有很好的食疗作用。

这款汤融合了大枣和桂圆的味道，清甜可口，简单又美味，比较容易坚持。我的患者中，特别是女性，都非常喜欢这款汤。我认识一个社科院的女研究员，就是属于气虚体胖型的，将近70公斤。我给她调理，就是推荐了这款食疗汤，结果她喝了6个月，就减下来10公斤，最主要的是她现在气色特别好，比6个月前看着年轻了不止5岁。

这款汤里最主要的材料就是猪心，猪心能补虚，安神定惊，养心补血。在中医里，讲究同气相求，以形补形。肾虚了吃点羊肾、猪肾，同样心气虚了要吃些猪心，当然羊心、牛心、鸡心也都是可以的。多吃动物的心脏，人的心气就会加强，自然会改善虚胖的症状。还要多说一句，补心不是一定要用猪心，用猪肾也是可以的。

这款汤之所以补心的效果好，还得益于大枣和桂圆的加入。大枣味甘性温，补中益气，养血安神。古人云："一日食三枣，青春永不老。"我也经常推荐我的患者吃大枣，**不管是气虚还是血虚，多吃大枣都有很好的补益作用。**

桂圆能健脾开胃，养血补心，宁神益智。心一旦有了虚证，就容易出现失眠、惊悸、自汗、精神恍惚等症状。而桂圆对于心的各种虚证都有很好的改善效果，尤其是安神的效果非常好，很多人都反映喝了这个汤之后，睡眠变得特别好。

不过食疗相对来说见效比较慢，想要立竿见影，一周之内就见成果就不大可能。所以对于食疗要长期坚持，才能得到持久的疗效。如果三天打鱼两天晒网，即使当时有点小效果，也非常容易反弹。

第四章

顺应自然，
日常养心法

春天排毒心轻松，
多吃苦，按少府

《黄帝内经》中有一段话是这样说的："春三月，此谓发陈，天地俱生……"这段话大家可能看不太明白，没关系，你只需要知道春天的主要任务是排毒发陈就可以了。根据中医理论，春天是养肝的最好季节，而肝的主要作用便是主理疏泄与藏血，春天"气"是生发的，所以我们需要做的就是顺应这种生发之气，疏肝理气，排毒发陈。

在万物萌发的春天，我们的身体里聚集了一个冬天因为"冬藏"和各种进补而积攒的废物。这时候，如果不能及时把这些废物排出去，对身体的害处是显而易见的。在春天这个适合排毒发陈的季节里，我们既要养肝，也要养心，给心排排毒。

排毒之前，我们先得了解一下，如果心脏有了毒素，都会有哪些表现。**一般来说，心脏有毒素，主要表现在两个地方，一个是舌头，一个是额头。**我们中医认为，舌头和心脏的关系是非常密切的，一旦心脏里有内火或者火毒，舌尖就容易起溃疡。

要是心脏的毒素累积过多，就会在额头上表现出来。因为额头是属于心脏管辖的，它会长出痘痘来提示我们心脏部位的毒素该清了。假如这时候毒素依然没有排出去，就会开始失眠、心悸。再严重下去就会胸闷或者胸部刺痛了。这时候，我们的心脏里可能已经有瘀血了。这就跟堵车一样，堵得轻，会让人胸闷；如果堵得太严重，就会出现刺痛的感觉了。所以，我们趁毒素累积得还比较少的时候，就得抓紧时间排毒，不要等到胸闷了才关注这个问题。

我们医院有位护士小梁，一到春天，她就困得眼皮直打架，而且额头上隔三岔五都要冒出几个包。有一天看她又哈欠连天，我跟她说："小梁啊，你总犯困，得注意点心脏。"俗话说，"春困秋乏夏打盹，睡不醒的冬三月"，犯困本身是没什么，但有一些犯困是生理疲劳，有一些是病理疲劳。

犯困、乏力看起来不值一提，但它们可是心脏病的常见症状。这是因为一旦心脏不好，就会让血液循环不畅，那么我们身体新陈代谢的废物就会在组织器官里面累积。这些废物会刺激神经末梢，让我们犯困。这种犯困，就是心脏病的信号了。

小梁一听害怕了，我又接着提醒她："现在正好是春天，你要想不这么困，头上不长包，得给心脏排排毒。你可以试试用莲子心泡茶，这是化解心脏热毒最好的办法了。莲子心的苦可以帮我们散发心火。而且，莲子心虽然是寒性，却不会伤及阳气。不怕麻烦的话，你还可以加点生甘草或者竹叶，排毒效果会更好。"

除了喝莲心茶之外，有条件的朋友还可以吃点苦瓜、喝点绿豆汤。而且，还可以通过按摩穴位进行日常保健。在大家手掌心第四和第五掌骨之间，有一个少府穴，找它的时候可以握拳，然后在你的小指、无名指指尖中间，这个位置就是少府穴了。平时有空的时候，大家可以稍微用力按按这个穴位，两只手交替进行，能帮我们清心除烦，有助于心脏排毒。

万物复苏防风邪，
早睡早起来养心

中医认为，春季肝当令。肝属木，心属火，木生火，肝是心的母亲，虚则补其母，把肝这个母亲养好了，到时候心悸、失眠、心慌等一切心的虚证或心脏疾病的症状都会得到好转。

在春天补肝、养心最主要的有两点，一个是防风，一个是要注意早睡早起。

"春捂秋冻"，春天一定要多捂一捂，衣服千万不要减得太快。特别是初春，冬寒未散，过早地穿上春装，在"美丽"的同时很容易"冻人"，易出现感冒。其实春捂不仅是为了防寒，还是为了让我们的身体处于温暖的状态，以便促进阳气的升发和外达。如果春季穿得少，在料峭的春寒之中，身体毛孔势必紧闭，不但不利于阳气的外达，还会招来很多外邪，其中以风邪最多。

特别是初春，人的毛孔已经打开，但阳气还没有充分到达体表，人体抵御外邪的能力还很弱，一不注意，风邪就会乘虚而入。

风邪由浅入深，最开始会进入人的肌肤之间，影响毛孔的开合，这个时候人主要表现为伤风感冒，症状以高烧、怕风、自汗、肌肉关节疼痛等为主，用点药就会好。要是自己不当回事，把感冒拖上一拖，风邪就会继续深入。随着天气渐渐变热，风邪与热邪交织，表现在体表会出现各种疮、痘、疹、癣等皮肤病，这也就是为什么春夏得湿疹、皮肤癣的人特别多的原因。其实，到了这一步，用一些物理疗法或者汤药也还是可以把风邪给除去的。但如果还是没有截住，风邪会在人体继续侵入，与人体的湿气勾结在一起，形成令人头疼的"风湿病"，这个时候再治就比较难了，所以春季一定要防风，伤风感冒了也要及时医治，莫让风邪继续侵入。

防风邪，尤其要注意不要让风吹到后脑勺。有句话叫作"神仙都怕脑后风"，头为诸阳之会，"巅顶之上，唯风可到"，头就是人的巅顶，它相当于山的顶峰，这个地方很多邪气自己是来不了的，风邪却容易通过后脑勺钻进来。风邪来了以后，还会拉帮结伙把别的邪气像寒气、湿气、热气也一起带过来，对人体的伤害特别大，如果去除不及时，特别容易造成顽固性头痛。

我有个在国企当老板的老病人，总是头痛，每次头疼起来都说自己简直想撞墙。来我这里之后，我用针灸、放血的方法很快就帮他把头痛止住了，可没几天他就又头痛了，只能再来我这里。我先给他止了痛，然后问他是不是经常风会吹到头。果然，他们单位刚搬了新的办公室，因为房子是新装修的，天天开着窗户，而他办公的地方正好后脑勺对着窗子。找到问题所在后，我让他挪一下方向，别把头对着窗户，后来他的头痛就再没有犯过。

大家一定要避免风吹头部，在晚上睡觉的时候也要注意把窗户关好。"针眼大的缝，斗大的风"，哪怕只有一个小缝，缝里面吹进一丝风，都能吹出顽固头痛、肩周炎和颈椎病等疾病。

春季肝当令，养肝护肝一定要注意早睡。《黄帝内经》说，春季要

"夜卧早起"。"夜卧"并不是熬夜，在古代"日出而作，日入而息"的时候，太阳落山后过一小会儿睡觉就可以称为"夜卧"了。就现在而言，春天晚上十点钟睡觉，就是夜卧了。"人卧则血归肝"，就算没有睡意也要早点去睡，哪怕没有睡着，只是躺着，肝也会得到充足的血液滋养。如果等到晚上11点气血流注胆经、肝经的时候还没有睡觉，就会造成肝胆失养，血无所归，各种肝胆疾病和心的虚证都会找上门。

其实早睡大家都比较容易理解，那么为什么还要早起呢？俗话说"辰时不起误一天"，辰时是早上七点到九点。此时天地之间的阳气已经很旺盛了，人在这个时候起来，身体的阳气才能得到很好的舒展，人就会精神百倍，且有阳气护体，人也不容易感冒。如果早上起得太晚，阳气就得不到有效生发，一天都会没精神。这就是为什么很多人熬夜以后，白天睡到中午甚至下午，身体还是不舒服的原因。所以大家要养成早睡早起的好习惯，**最理想的状态是晚上十点睡，早上七点就起床。**

肝在志为怒，性喜条达，恶抑郁，故在春天要尽可能排遣沉闷、抑郁等不良情绪，尤其是遇事戒怒。注意保持心情舒畅，调心养心，知足常乐，多换位思考，欲望少一点，快乐就多一点。在春光明媚、风和日丽的春天，应多外出到大自然中，登高赏花、踏青问柳，置身于鸟语花香的春光中，呼吸一下新鲜空气，舒展一下疲乏的筋骨，融入天地之间，才会不辜负大自然慷慨的恩馈。

夏季应心而长，
不能过分贪凉

在我们中医的理论里，每个季节都有相对应的器官。"春应肝而养生，夏应心而养长，长夏应脾而养化，秋应肺而养收，冬应肾而养藏。"这也就是我们经常听到的"春生夏长秋收冬藏"的完整版。

如果再结合中医的五行学说，夏季是属火的，火属阳，夏天可以说是一年中阳气最盛的季节，也是我们身体新陈代谢最旺盛的时候。所以，在心火很旺的夏天，心一定要重点养护。**健康的心是柔软、温暖的，要想养护心脏，即便是在炎热的夏天，我们也要注意保护阳气，所以一定不要过分贪凉。**不是我吓唬大家，每年夏天，我们门诊上都能接到的因为喝冰镇啤酒或者冷饮引发心肌梗死的患者。

去年夏天，我收诊了一位患者老王，他主诉胸口疼痛、喘气困难，我一看症状，可能是急性心绞痛。熟络后他追着我问自己到底怎么犯病的。我看了看他的年龄，五十来岁，又打量了一下他肥胖的身材，便问他平时都有什么饮食和作息习惯。

他一副很委屈的样子，说自己生活习惯挺好的啊，早睡早起，虽说胖了点，可一直都挺健康的。我就问他，最近有没有经常喝冷饮。他说："喝啊，大热天的谁不喝？每天下班我都一身汗，喝瓶冰镇啤酒，觉得世界一下子就美好起来了，神清气爽的。"

我说："原因就在这儿。你嘴里是凉快了，心可就遭殃了。"他完全摸不着头脑说："要说肠胃不舒服，我还能理解，这跟心有什么关系啊？"

我告诉他："我这几天连收了好几位突发心肌梗死的老人，全都是在吃了冰冻食品或喝了冷饮以后发病的。不管是冰啤酒，还是冰淇淋、冰西瓜、冷饮，这些寒凉的东西吃进肚子以后，会让我们的血管收缩，引起血压波动。要是身体非常健康，偶尔出现这些情况也没关系。但是，假如本身心脑血管就不是很好，那么血管自身的调节能力比较差，这时候遇到冰冷的刺激，可能就做不到跟健康人一样快速调节，很容易诱发心肌梗死。所以，除了喝冷饮之外，也别把空调温度调太低了，室内外的温差最好别超过8℃，否则对心脏的刺激也会比较大。"

听到自己的冰啤酒不能尽情享用了，老王愁眉苦脸地说："夏天怎么能不喝冰啤呢。"我耐心劝他："即便你心脏很强壮，身体很健康，我也不建议夏天吃太多冷食、冷饮。夏天我们的阳气外散，内在的阳气也是亏虚的。假如再狂吹空调狂吃冷饮，对阳气的损耗会非常大，不利于养生。所以，想要身体不受罪，我们得有所节制。"

我又告诉他："夏天是养心的好时候，主要得养阳。但不贪凉可不是说我们就得让自己捂着，越热越好。我遇到有些老人，夏天不开空调也不开电风扇，屋里闷得跟个蒸笼似的，这样对心脏也不好。"

所以说到底，心脏并不喜欢"玩的就是心跳"，太冷太热对心来讲都太刺激了，会给血管调节机制带来巨大压力。在**炎热的夏天，为了养心，一方面，我们得注意避暑，另一方面也得注意别贪凉，让身体处于一个温暖平和的状态，心脏才能更加"心平气和"地为我们服务。**

夏季心火旺，
出动汗通经络

随着春天气温慢慢升高，我们的心火也越燃越旺。到了夏天，心火到达最旺盛的时刻。所以，**春天要排毒，夏天更应该疏通经络，以免湿热郁滞，具体该怎么做呢？很简单，让自己出点汗。**

有一次，我一位老友打电话给我，说自己的宝贝女儿最近觉得有点胸闷，但女孩儿觉得是天气太热了，是正常现象，死活不肯去看医生。他只好打电话问问我，有没有问题。我说："你还是让她亲自过来一趟吧，胸闷这事儿，可大可小。"

小姑娘无奈还是来了，来了之后我让她去做了检查，结果没什么问题，这在我意料之中。心脏方面的疾病，常规检查比较难发现问题。比如心悸，只有发病了，我们做心电图才能看出异常。可是过了发作那一阵儿，大家来医院检查的时候，安静地平躺着，那一两分钟的心电信号极有可能是平稳正常的，所以查不出什么来。但是，查不出什么来可以表示一切正常，也可以表示一切暂时正常，这就要求我们加强自我保健意识，对心脏方面的问题多一些"大惊小怪"，这样才能把问题扼杀在萌芽状态。我让这个小姑娘讲讲她的情况。她说，有时候会感觉胸口像是有大石压住似的，但只是偶尔会有，所以没在意。看到她三伏天里依然穿着长袖衬衣和铁皮似的紧身牛仔裤，就问她："你有没有格外怕冷？"果不其然，她说自己特别怕冷，冬天裹得像头熊，但夏天都不会感觉特别热，她还戏称自己"冰肌玉骨，自清凉无汗"。而且自己不喜欢吹风扇吹空调，一吹就容易感冒。

听她这么说，我大致已经可以确定她胸闷的原因了，大家应该知道，出汗是我们的身体排出新陈代谢产生的毒素的重要途径，它可以通经活络、疏通血脉，所以中医会有"出汗养生治病"的说法。

再热的天都不出汗，很容易让湿热郁积在体内。可很不幸的是，她属于先天性汗腺功能障碍导致的"无汗症"。正是这种无汗症，让她在炎夏体温升高、心率加快，出现胸闷、疲劳的症状。而且，这种无汗症目前是几乎没有办法根治的，中医往往会通过健脾化湿来缓解。

可是现在有很多人没有这种病，却也极少出汗，为什么呢？因为有空调啊，不管在哪整天清清爽爽的，根本不会有满身臭汗。可是，这汗是越出越少了，麻烦也来了。现代人经常作息不规律、久坐不动，所以很多人都属于痰湿体质。这类人比较容易发胖，身体发沉，小便浑浊而且泡沫比较多，他们需要清除体内的痰湿。

夏季天气炎热能"使气得泄"，所以最自然的状态应该是皮毛开泄、汗出畅通。**假如大夏天都不出汗或者很少出汗，就会让气血更加不顺畅，不仅心脏易受影响，而且很容易生病。**

所以，假如大家心脏功能正常，夏天是应该适当多出点汗的。那么这汗该怎么出呢？大中午的晒一会儿太阳行不行？当然不行。虽然那也能让你出满身大汗，但估计你也得中暑了，所以我可不提倡。**我提倡要出"动汗"。**

"动汗"之所以最好，是因为这是一种深层的出汗。那种蒸桑拿或者晒了太阳出的汗，只是浅表出汗。相对于浅表出汗，深层出汗更能帮我们疏通经络，让气血运行更通畅，心脏也就不会有烦闷的感觉了。

不过大热天的，很多人不喜欢运动。其实，我们不一定非要运动到大汗淋漓，因为中医认为"大汗伤身"，我们只要运动到微微出汗、气喘，但是依然能轻松说话的程度就可以了。至于运动的时间，可以避开温度最高的白天，选择早上10点之前或者晚上5点之后。出汗之后还要注意及时补充水分，以免使得血液黏稠度增高，从而诱发心血管疾病。

我在这里还需要提醒大家的是，心阳虚、心气虚、心阴虚的人，别让自己出太多汗了。因为这些人群要么是心脏功能比较弱，要么是心阴血不足，一旦出汗太多，就很容易出现心慌气喘。所以，夏天的时候，这三类人要避免汗流浃背，让自己保持微微出汗的状态才比较适宜。

谨防夏季感冒，
冬病夏治正当时

　　我上一篇说夏天要适当出汗，才有利于排毒。实际上，假如夏天没出对汗，还很容易生病。夏天空气中热气、湿气与浊气混杂在一起，形成一种新的伤人的邪气，就是暑气。所以在夏天人就容易中暑、感冒，这多多少少都与出汗出不对有关系。

　　假如汗出不来，在体内马上成了湿邪，跟外界空气中的湿邪呼应，造成"湿困"，使人头脑昏沉、大便溏泻，伤心血又伤心气。大家在夏天有怕热、心烦、昏沉、憋闷的感觉，可以适当服用人参生脉饮，其由人参、麦冬、五味子组成，可以清暑益气，养心生津，用于保健的话，每天中午11点服用一次，就可以保证一天神清气爽。

　　出汗不利，再严重点就是感冒了。我有两个预防感冒的方子，效果不错，在此写出来，希望能够帮助到大家。一个是藿佩汤，配方是取藿香5克、佩兰5克、薄荷2克，一同水煎，代茶频饮，能预防夏季暑湿感冒。如果是流行性感冒，可用贯众10克、板蓝根（或大青叶）12克、鸭跖草10克、生甘草3克，一同煎汤服用，每日1剂。需要注意的是，这些汤药不宜久煎，药温热服后，可避风盖薄被以利出汗，或吃热粥、米汤助药力，让身体发汗，出汗以遍体微微有汗为宜，切忌大汗淋漓。

在这里说一下如何观察吃药后身体恢复的情况。如果吃药后身体出汗，就表示病邪外达，如果没有出汗就是病邪尚未去除。如果出汗后体表较凉，脉搏半静不紊乱，就表示病邪去除；但是如果出汗后身体还是发烧或者退了烧过一会儿又发烧，脉搏也比较乱，就说明病邪尚未除去，还需加以治疗。

接下来再说说怎么区分风热和风寒。简单来说就是，**感冒后爱喝凉水、流黄鼻涕、吐黄痰、尿黄、不怕冷的是风热感冒，感冒后爱喝热水、流无色鼻涕、吐白痰、小便颜色清的是风寒感冒。**

再说一下夏季常用中成药的用法。

感冒退热颗粒：防风解表、清热解毒，用于风热感冒。用开水冲饮，每次1~2袋，每日2~3次。

银翘解毒片：防风清热解表，用于风热感冒。口服每次4片，每日2~3次。

藿香正气软胶囊：解表化湿、理气和中，用于外感风寒，内伤湿滞之头痛昏重，脘腹胀满，呕吐泄泻等症。口服每次2~3粒，每日2次。

板蓝根颗粒：清热解毒，用于风热感冒、发热、咽喉肿痛及感冒。口服每次1片，每日2~3次。

虽说都是常用中成药，但每个人体质不同，有的时候可能拿不准该吃哪个，可以还是建议大家先找医生咨询下再吃。

虽说夏天容易"湿困"，也容易感冒，但它同时也是养心的好季节。

估计很多人都知道"冬病夏治"。夏天是自然界万物旺盛生长、阳气最旺的时间。人也一样，在夏天体内的阳气是最旺的，在这样内外阳气皆旺的情况下，最易驱走体内的寒凉之气，改善身体由于阳虚而导致的畏寒怕冷、手脚冰凉、心悸心慌、尿频水肿等各种症状。

冬病夏治方法很多，我最为推崇的方法就是艾灸。我有一个病人是个大学生，是典型的阳虚体质者，她除了平时怕冷、手脚冰凉外，还会半夜拉肚子，小便憋不住，尤其是到了晚上，感觉就特别痛苦。考虑到她吃药、扎针不太方便还比较贵，我就让她隔天艾灸小腹一次。一个夏天过去，她的症状基本上就都解决了。也有很多人问我，说为什么自己艾灸以后觉得效果没有想象的好。原因有很多，其实一个很重要的原因就是，时间上没有掌握好，比如说想要解决阳虚的症状，在夏天艾灸，效果肯定比别的季节要好得多。

很多人会选择贴三伏贴，以期利用夏天的火热之气驱走体内的寒邪。贴三伏贴时要注意，需要对症去贴，并不是所有的病都用一个组合的药物。敷贴的时间最好是遵照医嘱，切不可有时间越长效果越好的想法。敷贴期间需要保持饮食清淡，特别是少吃辣的。如果女性在月经期出血量较多，可适当推迟敷贴时间。贴敷后会出现发热等感觉，可以待在凉快的地方，但不要将电扇、空调直接对着贴敷部位吹，会有损身体健康。

在饮食上，夏天要适当吃吃苦，可以抑制心火过旺。夏季当季的新鲜水果蔬菜特别多，也都是可以吃的。但不建议再吃过多经过冰镇或冰冻的东西，像西瓜，常温就能起到解暑的作用，就别吃冰镇的了。在夏天，阳气浮于体表，其实腹内相对其他季节来说比较虚寒，再吃太多凉的东西，最易伤脾胃，所以就有了"冬吃萝卜，夏吃姜，不找医师开药方"的说法，夏天应该吃暖的东西，像姜、羊肉都可以。由于夏季出汗多，所以稍微吃点补阳助热的食物不会导致上火之类的副作用。

秋需冻，要防燥，
滋补适当才养心

《黄帝内经》上说："秋三月，此谓容平，天气以急，地气以明，早卧早起，与鸡俱兴，使志安宁，以缓秋刑，收敛神气，使秋气平，无外其志，使肺气清，此秋气之应，养收之道也。逆之则伤肺，冬为飧泄，奉藏者少。"用现代语言说，意思就是，秋天的三个月，是万物果实饱满、已经成熟的季节。在这一季节里，天气清肃，其风劲急，草木凋零，大地明净。人应当早睡早起，跟群鸡同时作息，使情志安定平静，用以缓冲深秋的肃杀之气对人的影响；收敛此前向外宣散的神气，以使人体能够适应秋气并达到相互平衡；不要让情志向外越泄，用以使肺气保持清肃。这乃是顺应秋气、养护人体收敛机能的法则。违背了这一法则，就会伤害肺气，到了冬天还会有生完谷不化的飧泄。究其原因，是由于身体的收敛机能在秋天未能得到应有的养护，以致供给冬天的闭藏之力少而不足的缘故。

除了以上那些宏观的养生观之外，我再给大家介绍一下一些秋季养心的具体方法。

第一，就是要懂得"秋冻"。到了秋季，天气转凉，人体阳气也随之转入收敛状态，只有很好地收藏，来年才能有生发的基础。《黄帝内经》中关于阴阳关系还有另一个原则，即"阴阳制约"，相对于人体阳气来说，人体周围的秋凉气候就是阴，阴自然要制约阳。一定程度上，阴气越盛，对阳气的制约作用自然就越强，就越有利于阳气的收藏。当然，"秋冻"的意义要灵活看待，也要维持在一定的限度内，因为古人是在当时的社会和生活条件下总结出来的规律，而现在的人生活条件不一样，所以要区别对待。

早上出门骑车要适当添加衣物，早晚步行就可以维持"秋冻"的原则。另外老人"秋冻"要当心，深秋季节气温变化很大，温差、风速、大气压都处于较大的波动状态。凡是患有心脑血管疾病的老人，在深秋季节不但不应该"冻"，而且还要适当保暖。儿童"秋冻"最适宜，一是可以锻炼孩子的御寒能力，二是可以提高身体的适应能力，使自身抗病能力不断增强，预防上呼吸道感染、肺炎等各种疾病的发生。**在"秋冻"时，有四个部位冻不得，分别是腹部、脚部、颈部、肩部。**

第二，是要防"秋燥"。入秋了，天气凉爽了，但容易口干舌燥、鼻子出血。不少人感到鼻腔干燥，一不小心还出血；喉咙也痒痒的，频频干咳，有时有少量的黏液痰，却总是咳而不爽；嘴唇一碰就干裂。这就是中医常说的"秋燥"。秋燥对人体的影响主要是因为天气燥热，温度偏高，相对湿度偏低而空气干燥，造成上呼吸道黏膜和皮肤表面的水分较易蒸发和流失，**从而出现以上症状。防治"秋燥"，养阴益气是关键。**养阴就可以防治肺躁，益气就可以温养肺气，所以，秋天应多吃山药、百合、银耳、猪蹄、莲子、藕、梨、枸杞子等食物。

最后，就是要学会秋季饮食养生。在刚刚立秋的时候，就有很多人忙着"贴秋膘"了。不过刚入秋，暑气尚未散去，脾胃依旧虚寒，进补最好推迟到秋分以后。进补是一个循序渐进的过程，尤其是在刚入秋的时候，先别急着吃一些肉类或者滋补的药材。

关于秋季饮食养生，我想和大家说两点。**一是秋季多食粥**。如梨粥具有良好的润燥作用，胡萝卜粥对皮肤粗糙、口唇干裂、两眼干涩、头皮屑增多等有一定的防治作用，芝麻粥适于肝肾不足、头昏目花、头发早白、脱发、小儿头发色黄稀少，菊花粥具有散风热、清肝火、明眼目的作用，豆腐粥可清热解毒。

二是宜食秋梨。秋梨被誉为"百果之宗"，中医学认为梨性寒、味甘、微酸，入肺、胃经，有生津、润燥、消痰、止咳、降火、清心等功用，可用于热病伤津、消渴、热痰咳嗽、便秘。

秋冬要收心，
锻炼也要注意保暖

按照顺时养生的原则，秋冬季节，是以"收藏"为主的，用《黄帝内经》中的说法就是："秋三月，此谓容平……收敛神气，使秋气平，无外其志，使肺气清，以秋气之应，养收之道也。"大意是说，秋天有肃杀之气，这时候我们就得"收敛"，不要让神志外弛。

那么冬天呢？"冬三月，此谓闭藏，水冰地拆，天扰乎阳……去寒就温，无泄皮肤，使气亟夺，此冬气之应，养藏之道也。"这是说，冬天是万物生机都要潜伏闭藏的季节，当然也包括人类。我们这时候要适应这种"藏气"，别过多扰动体内的阳气。

对于养心来说，我们也要遵循这种自然规律的。**经历了春夏的发散之后，到了秋冬季节，就要"收心"了，从饮食起居各方面都要有所调整。如果还是像春天一样排毒、夏天一样出汗，就有麻烦了。**

我有一位老患者李老太太，她是一位退休教师，为人很热心，心态也特别好，身体一直不错。只有一点，她有轻微的冠心病，这一直是她的心病。于是，退休之后，她就一直坚持晨练，希望能让心更强壮。

然而有一天她从公园晨练回家以后，觉得胸闷、气促，很不舒服，就连忙来到医院找我。我问完情况之后告诉她："您这病情可能是由于晨练导致的。锻炼是好事，但这么冷的天气，是不适合晨练的。"

老太太她问我，是自己的身体不适合在早晨锻炼，还是冬天就不应该锻炼身体呢。我最喜欢这样爱惜自己身体，并且能听进去医师话的病人，就跟她耐心解释，**冬天不是不能锻炼，但为了养心，我们要减少外出的时间，尤其是寒冷的早晨，因为，冬季晨练可能对心有伤害。**

因为天气变冷，心脏本身的负担已经变重了，如果再晨练，那就是雪上加霜了。我跟她说："想一想，我们在温暖的被窝里睡觉时，身体的神经系统处于一种抑制状态。大早上起来开始运动，神经是不是一下子变得很兴奋？而且一大清早的，室内外温差很大，血管的收缩也就更强烈。再加上早上空气里的含氧量是很低的，锻炼身体的时候消耗的氧气量又高。这个落差一出现，会引起血液供氧不足，自然很容易诱发各种心血管疾病。"所以，我建议她不是不可以锻炼，但最好等上午10点以后，太阳出来了，阳气比较足了，再去室外活动。

最后，我特意叮嘱她："咱们岁数在那儿呢，不能跟二十来岁的年轻人比，凡事都要更小心一些。锻炼的强度也要注意，冬天是不适合让皮肤开泄出汗的，这样会让原本应该闭藏的阳气受到影响，不利于养心。"

寒冬天气里，年轻人不得不早出晚归、披星戴月地工作，这也是没办法的事情，但幸好年轻人的身体都比较健康，心脏也比较强健。可对于老人和心脏功能比较弱的人来说，不管是去锻炼还是买菜，早晨都别太早出门，出门的时候，一定要注意保暖，以免让寒邪侵入体内。

当然，大家也不能走极端，从此冬天闭门不出、再也不锻炼肯定是不可取的。适度运动对健康的好处毋庸置疑，**老年人可以选择慢跑、快走、练气功、打太极拳等方式来保养自己。**

冬天进补需化痰，
心血管疾病当心犯

《黄帝内经》说："冬三月，此谓闭藏。"意思就是说，冬天是生机潜伏，万物蛰藏的时令。冬季属阴，要固守体内的阴精，少泄津液，衣着温暖舒适。饮食上以保阴潜阳为原则，宜多进食温补阳气的食物。

和秋季一样，**冬季饮食养生最简单有效的方法就是多喝粥**。我非常推崇八宝粥，把各种米和杂粮凑在一起，加上些山药、大枣、枸杞子、葡萄干，熬上2小时，把粥熬得软烂浓稠，再慢慢喝下去，细细品味这些食物给身体带来的滋养和享受，是再美不过的事情。别看这些食材很寻常，对人体的滋补作用却是无可比拟的。

我有一个朋友的女儿是个知名模特，因为工作需要，不敢多吃，经常减肥，瘦高个儿只有40多公斤，后来就伤了身体，整整半年没有来月经，有一次走T台，还差点晕倒。然后她就被她父亲"押"到我这里。她说，不管怎么样，她是肯定不会多吃的。我想了想，就让她天天早晚喝八宝粥。她父亲天天给她熬，监督她喝，半年过去了，体重上去了一些，不过还是很显瘦，重要的是她身体素质好多了，月经正常了，脸色也更红润了，事业也发展得更好了。后来，小姑娘也知道自己注意饮食，好好喝粥、好好吃饭了。

在这里也想提醒一下一些不吃饭就想减肥的女孩子，伤了身体是最划不来的，身体的营养不好，不仅自己容易生病，还有一个危险的后果，就是会导致不孕。到了那个时候，再去治，可就千难万难，再后悔也于事无补。所以饭一定要好好吃，减肥千万不要盲目节食。

特别是喜欢吃肉的人，冬天是一个补益的好时候。在前面我也讲过，冬天相对于其他季节来说，身体对阳气的吸收能力最强，最适宜补。所以，可以适当多吃营养丰富、热量较高的食物御寒，羊肉、牛肉都可以吃。喜欢自己炖药膳的人，像当归生姜炖羊肉、人参枸杞乌鸡汤、黄芪炖鸡等都是很好的选择。

万一食用肉类过多，引起不消化，可以选用一些中成药来健胃消食化痰。首选的自然是保和丸和大山楂丸。

我发现很多人对这两味药的区别闹不清，买的时候随便买，其实两者是有一定的区别的。**如果是平时饮食、大便都正常，偶尔一次吃多了肉食不消化，就选大山楂丸。**大山楂丸主要成分是山楂，还加了一些麦芽、神曲和蔗糖。其中，山楂消化肉食，麦芽消化酒食，神曲消化米面，蔗糖能养脾胃。所以，吃了大山楂丸可以将肚子里不消化的食物很快代谢掉。**但如果平时饮食习惯一直不太好，经常大鱼大肉、暴饮暴食，胃里经常有积食，就应该用保和丸了。**保和丸是由山楂、神曲、麦芽、茯苓、半夏、陈皮、莱菔子、连翘组成的，多了几味药，自然多几分功效。除了山楂、神曲、麦芽消积食外，配上其他几味药还有清热、理气、化痰的功效，可以有效解决长期积食带来的胃部不适。

除了冬季进补，还有一个需要重点讲的，就是在冬天要谨防心血管意外。冬天是心血管疾病高发的时间，据统计，我国每年因心脑血管疾病死亡的有350万人，每年冬季死亡数占全年发病率的60%以上。这是由于冬天血管遇冷收缩，斑块易脱落，这就会导致心血管意外。

就一天中的时间而言，早晨6~9点这一时段最易出现意外。晚上平躺时，心脏负荷比较轻；在中午和下午，心脏负荷有一个逐渐加重和适应过程，相对也较安全。最麻烦的就是早晨刚起来，这个时候人的精神猛地一兴奋，心率加快，血压升高，心脑血管疾病就特别容易突发。所以，我也经常强调，**冬天早上要减少锻炼，就是为了避免突发心血管意外**。有心血管疾病病史的人，尤其要注意，运动最好选择下午和傍晚，强度别过大，出门前喝一杯白开水。

再有就是夜里起夜也容易突发心血管意外，这和起夜时起身过猛，心脏负荷突然过重有关。为防止意外，醒后先不要急着活动，先在床上活动手腕、脚踝1分钟，然后再坐起来活动头部、膝关节和肘关节1分钟，再慢慢下床活动，这样心脏有一个适应的过程，就不容易发生意外了。

发病时大多数人是感觉心前区或胸骨后出现持续性剧烈疼痛。但并不是所有患者疼痛的部位都是一样的，光我知道的就有牙痛、肋间神经疼痛、背痛、肩膀痛、胃痛……所以，有心血管疾病的人，一定要足够了解自己的身体，掌握自己心脏危险的求救信号。

知道了自己心脏的求救信号，剩下的就是急救了。有心血管疾病的人一定要随身带好急救药，硝酸甘油、速效救心丸和丹参滴丸等都具有扩张冠状动脉血管的作用，其中以硝酸甘油吸收速度最快，效果也最强。

硝酸甘油通常是舌下含服，这样通过血管吸收直达心脏，很快进入冠状动脉缓解疼痛。如果服用后5分钟疼痛未缓解，此时不要耽误，一定要及时就医。由于硝酸甘油怕光、怕热、易分解，所以平时注意避光于阴凉处保存，不管有没有用完，最好都要半年一换。

不觅仙方觅睡方，
睡好觉，心不忙

　　从古到今，历代长寿者都很重视睡眠质量，更有"不觅仙方觅睡方"的说法，将睡好觉看得比得道成仙更重要。的确，觉睡好了，身体各个脏腑都能得到有效的保养，特别是我们的心。睡眠和心脏的关系非常紧密，**一个人如果整夜都睡不好，那么他的心脏肯定有问题。相反，一个人如果每天都能睡个好觉，那么保证他不会有心脏方面的疾病。**

　　现在，关于睡觉有这样一个奇怪的现象，就是有的人睡得着，却不去睡；有的人睡不着，只好想方设法来睡。年轻人能睡得着觉，可是人家就是不睡觉，很多人晚上12点睡觉就算是睡得早了，凌晨1点睡觉才算"正常"的。而中老年人，特别是一些更年期的女同胞，晚上总是睡不好觉，失眠、多梦，很是苦恼。其实，只要晚上不好好睡觉，不管是因为自己主观原因不想睡，还是睡不着，都对身体不好，需要加以调整、改善。下面我来系统地说一下睡眠问题。

　　睡眠也要要顺应四时，随四季气候变化而稍作调整。**春季万物萌发，最好入夜即睡，适当早起。夏季阳气旺盛，可稍晚入睡，亦当早起。秋季阳气收敛，要早睡早起。冬季阳气内藏，要早睡晚起，最好是**

太阳出来后再起床。这样天人合一，是最理想的状态。达不到这个要求的话，最好也要晚上10点以前上床睡觉，早晨7点就起床。

肯定会有年轻的朋友说，可不可以晚睡3小时，白天晚起3小时不就补过来了吗？其实这样不仅起不到一样的效果，还对身体有害。在肝胆经当令的时候，也就是晚上11点到次日凌晨3点，是人体排毒造血、自我修复的关键时刻，这个时候只要没有睡，就是和肝胆抢气血，长期下去，肝胆补不回来，身体会越来越差。晚上11点到次日凌晨3点是人体修复的黄金时间，大家无论工作多忙、应酬多重要，也得保证这个时间段的睡眠，宁可早起干活也不要熬夜干活。

曾经一个30多岁的女士来找我，她是北京一家著名报社的主编，工作白天做不完，回到家又得忙家务、带孩子，总是到晚上夜深人静的时候再修改文章、看稿子，忙到凌晨是常事。时间一长，她就内分泌失调了，白天没有精神，特别是到了下午，眼睛酸涩肿胀，还免疫力低，经常感冒。那时候她来找我调理内分泌，我就告诉她，她要是不把自己的睡眠习惯调整一下，就是暂时治好了她，也去不了根，而且会越来越重。我就劝她无论如何都得保证早睡，如果实在忙不过来，就早起干活。后来她家里请了一个保姆来帮忙做家务、带孩子，她把作息时间调整过来了，睡得早了，身体慢慢也就变好了。

有的人说，自己晚上可以早睡，但是早上也会醒得太早，就担心这个是不是有问题。其实只要5点以后自然醒来，醒来以后身体没有不适症状就不用担心。睡眠时间的多少，可依自己的感觉而定，人与人之间是不一样的，有个体差异，也有年龄差异。有的人需要的时间长一些，有的人短一些，只要能够保证晚上早睡就可以。每日午饭后，在上午11

点到下午1点，是气血流注到心经的时候，也是身体开始阳盛阴衰的时候，这个时候可以打个盹，稍微休息一下，对身体健康有利，整个下午也会有精神。但是别在中午睡太多，白天睡多了，晚上容易睡不着。睡觉并不是越多越好，久卧伤气，对人也不利，何况生命如此短暂，把大好的时光浪费在睡觉上，岂不可惜！

上面我说了为什么不能晚睡，我知道很多人也想早点睡觉，但是就是睡不着，下面给大家说说如何能够睡好觉。其实，**睡好觉的诀窍就是睡觉的时候把自己的心神收回来。**

关于高质量的睡眠，有一个现成的榜样。相传宋朝道家的陈抟号称"睡仙"，他的睡功很有名。睡功听上去高深，其实很简单，就是在睡前先把心安静下来，万念俱寂，自然进入梦乡。睡前如果有所思虑，那么，日有所思，夜有所梦，睡梦中也不会安宁，就谈不上什么高质量的睡眠了。

孔子也曾经教导过我们，"食不言、寝不语"。其实我觉得他强调的，并不是在吃饭和睡觉的时候绝对不能说话，而是在做着两件事情的时候一定要把心神收摄回来，让心保持安静。因为说话不但要耗费神气，还会使人心不得收摄，让身体有限的气血过于分散，不能全部集中于最重要的事情上去。比如说，吃饭时不让心安静一点，和肠胃争夺气血，长期下去必然会导致肠胃不好。同样，睡觉的时候也应该收摄心神，思维杂乱势必会影响睡眠，勉强睡着也会有失眠多梦的现象。

所以不管外面有多少事情、多少麻烦，一旦到了睡觉的时候，马上把心思收回来，心神安静下来了，人也更加容易睡着。觉睡好了，身体才能养好，人也有精力去处理生活中繁琐的事务。

午睡轻松补气血，
提升睡眠助养心

　　大家知道，心脏对我们人体的作用，就像发动机之于汽车一样。只是，汽车不开的时候，发动机就停下来了。而我们的身体则是从生至死一直在运行的，这也就意味着，心脏这个发动机根本就没有停止的时候，除非我们停止呼吸了。

　　所以，在这种情况下，睡眠的时候，血压会降低，体温也会降低，当然，心脏的跳动也会变得缓慢。心脏相对而言是在休息的，因为这时候它跳动的速度非常缓慢。也就是说，只有在睡眠状态下，我们的心脏才能得到一些休息。你说这睡眠质量对心脏能不重要吗？

　　想要养心，我们就一定得保证有良好的睡眠质量。我的一位患者老刘的故事可以向大家证明这一点。老刘是因为有一天晚上感到胸闷、气短、左胸剧痛被送到医院的，诊断结果是心脏缺血性破裂，并发心力衰竭，幸亏送来得及时，要不然后果真的不堪设想。

　　后来，老刘后悔莫及地跟我说："一两年前，我开始失眠，可是根本没把它放在心上，年龄大了，睡得少不是很正常的吗？"老刘觉得自己身体好好的，不想吃药，即便有时候困乏、心悸、胸闷，甚至眼前有重影，他也没在意。反正自己本来血压高，这些现象也很正常吧，他这样想。结果，没想到心脏出问题了。

为什么老刘的心脏会出问题呢？大家要知道，长期失眠是会引发很多疾病的。对于老刘来说，他本身就有高血压、动脉硬化，这是很多老年人的通病。在这种身体状态下，如果睡眠质量不高，就不能让心得到有效的休息，这种过度紧张的状态很容易引起情绪不稳定，继而会让人容易发怒、容易激动，最终让血流速度加快。

按说，血流加快不是大问题。可是，有动脉硬化的老人血管比较狭窄，血流的骤然加快容易造成血流堵塞。这时候，流向心脏的血液就会减少，也就很容易出现心肌缺血、心肌坏死的现象，甚至还会出现心脏破裂、心脏功能衰竭——也就是老刘被送到医院时的发病症状，可以说后果相当可怕！

现在，大家应该知道睡眠质量对心脏有多重要了吧？很多年轻朋友可能会说："我才不担心失眠，每天我都只嫌睡不够。"对于你们，我想说的是，不管怎样，**每天尽量能保证有7小时的睡眠是最好的。**而且，**有条件的话尽可以中午睡个午觉，这对心脏特别好。**

俗话说："人养生，最重要。休息好，子午觉。"什么意思呢？意思是说你想要休息好，要重视子时和午时的睡眠。夜里11点到次日凌晨1点是子时，子时是养血的，这时候我们要尽量处于睡眠状态，以免让心血衰退，影响心的健康。而上午11点到下午1点是午时，午时是一天中阳气最盛的时候，我们需要通过休息来养阴，这样才能阴阳调和，以免心阴不足。所以，我建议大家每天尽量能睡半小时左右的午觉，即便没有条件睡觉，也要尽可能休息十几分钟。

需要提醒广大上班族的是，**如果你只能趴在办公桌上打盹，那我还**

是建议您不要睡了。因为这样会让身体里的脏器，包括心脏在内，都处于一种"窝着"的状态，非但不能得到休息，还会更劳累，而且对颈椎也不好。这时候，更好的做法是靠在椅子上闭目养神，这样也能让自己安静下来，让心休息一下。

运动无须过度，
走路、背撞墙就很好

　　说起运动养生，我并不认为大家一定要坚持去学什么养生功法，而是希望大家找到最适合自己的养生功法就好。法无定法，运动也一样，无论运动或者养生功法诸如打太极拳、练五禽戏，还是简单的散步或跳流行的广场舞，只要坚持下去，自己都可以收益良多。

　　我认识的一个大姐以前在医院工作，却整天病快快的，经常吃药，后来早早就退休了。退休以后，她和姐妹们一起迷上了广场舞，现在每天都生龙活虎的。有一次见到她爱人，说她现在身体比年轻的时候都好。

　　运动要因地制宜、因时制宜，根据自己的实际情况和兴趣爱好选择养生的方法。有一些人不好意思跳广场舞，八段锦、五禽戏自己又学不会、做不好，问我有什么又简单又有效的。其实还真有，**最简单的养生功法就是走路。中国营养学会推出的《中国居民膳食指南》中，提倡每天走路6000步。**有一些年轻人总抱怨说自己没有时间运动，其实大家可以在下班的路上少坐几站车，一天走上1小时的路。多走走路可以缓解脑力消耗给身体带来的疲劳感，越走身体越好，不信大家可以试一试。

　　一提起运动，大家总会有这样的错觉，就是人只有运动到汗流浃背时才算是真正的运动。其实不然，过度的消耗，身体就会过早透支，对健康并不利。

我是军医出身，当时我的一个战友，由于先天稍差，本来身体素质就不是很好，来到部队后一心想把自己的各项标准都达到最好。所以训练的时候就很刻苦，甚至有意加大自己的训练量，比如说跑步别人跑5000米，他就要求自己至少跑8000米。结果一段时间下来，他的各项素质技能不但没有达到最好，还在一次训练中晕倒了，幸亏发现及时，再加上他本身年纪小，没有给身体造成大的伤害。

虽说生命在于运动，但无论是什么运动，都应适度，太过激烈，对身体无疑是弊大于利。我再推荐一个小运动功法，就是背撞墙。这个在前面也提过，在中医里，五音"宫、商、角、徵、羽"对应五脏，其中心脏的声音是"徵"，对应是发的声音是"呵"。心脏不适、动脉血管堵塞，或心脏有虚证，如经常心悸、心慌、失眠，都可以用后背撞撞墙。

做这动作具体的步骤是：身体自然站立，两脚与肩同宽，背靠墙差不多10厘米的样子就可以了。撞的时候要用后背去撞。懂经络的人都知道，人的后背有身上所有脏腑的腧穴，正中的督脉主管一身的阳气。所以，撞一撞后背，养心的功效十分强大。

背部撞墙的时候，要全身放松。大家刚开始练时要轻轻地撞，等到慢慢习惯了，再开始用稍微大点的力气撞，撞的时候同时嘴里发出"呵"的声音，这个声音一发出来，就会发现胸闷、胸痛都被撞开了，撞没了。做过的人都知道，撞起墙来，越撞越轻松，越撞越上瘾。有的人刚开始撞的时候会出现一些打嗝、放屁之类的现象，这个是正常的，不用担心。每天撞20分钟就可以了，时间可以选择在晚上8~9点，此时心包经当令，对心的养护作用最好不过了。不过，安全起见，身体特别虚和有严重心脏病的人就不要练这个功法了，或者练之前咨询一下专业医师的意见。

动作慢一点，
不急不忙更养心

不知道大家有没有过这样的经验，当你猛然想起一件很紧急事情需要做，比如放在灶台上烧的水忘记关了，自己连忙站起身去关火，这时候会不会感到心脏突然跳得很快很快？虽然只有一瞬间，但那种感觉是相当不舒服的。

那种感觉就是"心悸"，指的就是心脏这种强有力的、很快的、不规则的搏动。一般来说，在剧烈运动之后，我们的心脏都会有几分钟处于心悸状态，大家不必过于担忧。但是，**对于这种起身动作太快带来的心悸，大家需要引起重视，它对心脏的伤害是比较大的。**

尤其是整天坐着不动的人，猛然起身这个动作，非常要命。我遇到过的最年轻的心肌梗死患者，只有22岁。他读大学的时候喜欢玩游戏，经常坐在电脑前大半天一动不动，废寝忘食那是常有的事。想去卫生间，就争分夺秒地飞奔出去，再飞奔回来坐着继续打游戏，大学生涯就这样过去了。开始上班之后，他倒是收起了玩心，打算认真工作。可是作为一名网络编辑，他的生活状态跟大学差不多，只不过盯着电脑的内容不一样罢了。而且身为一个急性子，小伙子做什么都是风风火火的，包括起身的动作也是很猛。就这样，直到那天他又猛然起身，觉得心脏部位疼痛难忍，不得不来医院做冠状动脉造影检查，结果确诊为冠心病。而且，他的右冠状动脉已经严重闭塞了。在这里，我要告诉所有经常宅着、窝着的人，千万不要让悲剧重演。

为什么呢？因为你长时间保持同一个姿势，只有胳膊、头颈、肩部在活动，下肢几乎是不太有动作的，于是下肢的肌肉收缩活动比较少，血液的流动速度也就变慢。与此同时，血液的黏稠度会增高，这些都为深静脉血栓的形成提供了土壤。在这种血流速度比较慢的状态下，假如我们猛然起身，不管是站起来伸懒腰，还是大幅度摆动胳膊、扭转腰身，只要动作太快或者太大，都很容易牵动不稳定的血栓。这些血栓脱落之后，会在血管中造成栓塞，接下来的后果，就是相应部位的缺血、缺氧等症状。大家别以为器官缺点血没什么，很多猝死都和严重的动脉栓塞有关。

而且，如果我们突然动作太大，会造成血压波动。血压的波动本身很正常，但这种比较剧烈的波动容易让我们出现"体位性低血压"，最明显的表现就是眩晕。这是因为心脑供血不足，所以我们会感到头晕。严重的话，还会伴随心悸、头晕、头痛甚至晕厥的现象。大家想想看，在这种状况下，我们的心能不受到伤害么？

而和年轻人相比，老年人起身动作太快，还多了另一重风险。由于老人的血管一般或多或少有些硬化，柔韧度不够好，坐了大半天之后猛然起身，还可能会"撕裂"血管，如果不能及时得到抢救，死亡率可以达到几近一半。

所以，不管你是身体很好的年轻人，还是器官功能已经衰退的老年人，都最好不要久坐，更不要久坐后猛然起身。**建议大家每过一两个小时，都能起身小幅度活动5分钟，让血液循环更加顺畅，也给心更好的养护。**

养心，
情绪很重要

第五章

气生百病，
心情好，心才养得好

很多人都说我是心理医师，我的诊室位于医院的二楼，尽管门口没有什么特殊标志，但患者还是很容易找到，因为与一般诊室的安静相比，我的诊室显得有些"闹"——不仅仅是因为等待治病的患者多，还是因为在给病人看病时，我的嘴总是闲不住。

不久前，一位50多岁的女患者来找我看病。我发现她的肝火很旺，便问她是不是最近有什么不开心的事情。原来，她还有一位年逾八旬的婆婆，最近因为一些小事，两人闹得很不愉快。于是，在进行完半小时的常规治疗后，我就另约她空闲的时间专门来找我做心理疏导，她也很愿意。后来她再来，我就跟女患者聊起了家常，一聊就是两小时。最后，这位女患者就被我说得掉下眼泪，表示回去一定跟自己的婆婆好好认个错。她本是来看身体疾病的，谁知连"心病"也一起看了。

我一直提倡用"心"看病，**所谓"气生百病"，人体的疾病大多是由体内的气血不平引起的，一些心理问题才是疾病的症结所在。**因此，每当有新患者来就诊时，我总免不了和患者聊上半天，从中挖掘患者的内心所想，并进入患者的心理角色，设身处地地对他提出指导意见。我认为医师给患者治病不能只是泛泛地让患者"往开处想"，那样的劝解是苍白的，而是要真正进入患者的内心，做出分析，为患者解开心结。

比如说2011年3月11日，日本发生了震惊世界的大地震。一位患者即将过门的准儿媳妇当时恰好在日本。震后，一家人怎么也联系不上，急火攻心之下，患者出现了耳鸣的症状。针对这一情况，我再次扮演起了"心理医师"的角色，一番长谈下来，患者的心态慢慢平稳下来，耳鸣现象也随之消失。几天之后，准儿媳妇平安回国。结婚那天，她特意托人给我捎来一大包喜糖，说我不仅是一个好的中医大夫，还是一个好的心理医师。

我为什么如此重视和患者交流，打开患者的心结呢？因为心结打开了，则心的气血通；气血通，则百病不生。

人有七情六欲，情志的骤然改变对心的伤害特别大。在临床上，我经常会遇到胸痛、腰背甚至腿痛的病人，如果这个病人的身体疼痛是跟情志变化有关的，那么单纯以针灸或者汤药来治疗，得到的效果往往有限。

我有一个朋友，是一家电视台的主持人，有一天她过来看病，她病情发作的时候就是心前区刺痛。我先给她检查了一下脊椎，发现她第五胸椎向右侧偏歪，就给她做了正脊后，她的胸前区疼痛马上消失了，但是过不了多久就又疼痛了。我就问她是不是有大的感情变故，她说她发现丈夫出轨，现在自己心情很低落。我告诉她，她是因为现在心情太差才导致的心痛，调整好了心情，平稳了心态，病慢慢就好了。

生活中遇到困难的事，相信只是一次磨难，美好的生活还在后头呢。我们需要做的只是重整旗鼓，再去面对人生。不开心的时候，可以多敲一敲胆经，喝点玫瑰花茶或者加味逍遥丸，都有利于疏肝解郁。不过最重要的还是自己打开心结，人不能太沉浸于自己的世界中，太过固执。

人太固执、刚强，遇事不会通融，心脏很容易出问题。**执着的事一多，人就容易大悲大喜。能满足的，人就会大喜；不能满足的，人就很悲伤。大喜大悲最伤心血，心血耗得也多，心自然容易受伤。**

比如说有一次，我去外地参加一个学术研讨会议。这个会议安排的酒店基本上都是标间，我和一位心血管方面的专家住在一个房间里，闲下来没事我们就进行一些学术交流，有时意见难免有分歧，我发现这位专家专业素质是很强，但是对生活上的一些事特别较真，非常固执。在快离别的时候，我就半开玩笑半劝慰地说："你这样固执可不行啊，容易得心脏病的，不过你是这方面的专家，肯定不用我提醒。"结果他说："老弟你还别说，我心脏就是不好，血压也高，但是就是管不住自己的脾气。"

人为什么管不住自己的脾气？那是因为不会将心比心。其实，将心比心，退一步海阔天空。如果没有能力改变世界，那么我们能改变的就是我们自己。凡遇到想不开的事情了就多做换位思考，不要逞一时之气，不管遇到什么事情，多换位思考，让自己平和下来。

路怒族是心病，
心态平和才健康

我每天遇到的患者，很多都是心脏方面出状况的，但除了生理方面的问题，其中一大部分都还是有"心病"的。我常常会感慨，假如他们性格能稍微改变一点，或者心态能调整得更平和一点，也许根本就不会得心脏病。

近些年来，心态很不好的人越来越多，是因为这个时代的生活节奏越来越快、人们的生活压力越来越大吗？

前不久，我接待了一对夫妻，妻子是来陪丈夫看病的。丈夫三四十岁，看起来斯斯文文的，说话不紧不慢，脾气性格也不火爆。当我跟他交谈，讲起日常生活要养成各种好习惯、心态平和时，他说："我心态挺好的啊。"

这时候，在一旁的妻子插话了："你呀，你平时脾气是挺好的，可是你一开车就跟换了个人似的。别的场合，你几乎从来没有爆过粗口，可是开车的时候就会骂骂咧咧的，很多难听的话张嘴就来。一看到前面的车开得稍微慢了点，或者有人转弯的时候没有打转向灯，你就会咆哮起来了。"

这时候丈夫一脸惊讶地问妻子："我真是这样的？"似乎他自己也难

以置信，开车的时候自己竟然是这样的。"可不就是这样的，本来让你考个驾照是为了方便接送孩子上学，可没想到让你脾气越来越差。我都担心这样下去，你也不知道会变成什么样子。"

这就是典型的"路怒族"了。刚听说这个名词的时候，我觉得特别形象。这群人平时看起来心态还不错，可是一开车就特别容易烦躁、发脾气、控制不住情绪，这就充分说明了，他们的心态并不是真正的平和，还有待进一步的修炼。

我跟那对夫妻说："其实我刚开始开车的时候也急，但是我知道那对心脏不好，就有意识地调整。现在不管多堵车，我都能做到平心静气了。因为，着急一点用都没用，还能长翅膀飞起来不成？这时候，我就会认真听听广播节目或者自备的音乐，权当是休息，不也挺好的嘛。干吗跟自己较劲儿呢，伤心又伤身。"

现代人的很多病，都是先从"心态病"开始的，心血管方面的问题也不例外。比如，冠心病、高血压就跟长期紧张、焦虑分不开。而很多疾病，也只有心态好了，病才能好得快。无论从《黄帝内经》的理论还是现代医学的方方面面，无不贯彻着心理的调整。

从医二十多年来，我也一直在努力尝试着调整患者的心理，观察心理平衡与疾病康复的关系。结果发现，心态真的和康复有很大的关系。

人要想健康，一定得要心态好，因为心理平衡是人类健康的基础。对于有病的人来说，心态的调整显得更为重要了。所以说，心态不好的朋友们，好好审视自我，重新认识自己，从现实生活中出发，坚定自己的信念，不被艰难和困苦所吓倒，不被那无情的疾病所折服，笑对人生和生活，很快您就会掌握了生命的主动权，开始新的生活！

赶紧改掉你的
"心脏病性格"

有朋友可能会问了，还有"心脏病性格"？是的，用专业术语来说，这叫"A型性格"。大家别误会，这可不是指血型，这是在心理学上经常出现的名词，但最早是由美国心脏病医师梅伊·弗瑞德曼和瑞·罗森曼发现的，因为，这种性格跟心脏病有很大关系。

说起来，这也是个意外发现。我们都知道，医院的诊室外面是有凳子的，候诊的病人可以坐着休息。有一次，这两位心脏病医师请了一位家具商帮自己医院修理破损的家具。后来，这位家具商随口问了他们一句："你们的病人是不是都特别心急？"出于医师的职业敏感，他们俩就问家具商是怎么回事。

家具商说："我发现你们的椅子和沙发的扶手，很多都坏掉了，一定是你们的病人心急，用手抓坏的。一般来说，普通人家的椅子，很少有扶手坏的。"家具商的话引起了这两位心脏病医师的深思，他们对此进行了研究，结果提出了A型与B型性格理论。**他们还发现，A型性格的人，特别容易出现心血管方面的疾病。**

那么，这是怎样一种性格呢？**简单来说就是个性急躁、好胜心强、急于求成。**我们心血管内科的医师普遍都有这个共识，很多冠状动脉综合征患者，都是个性强、工作效率高、脾气急躁、个性固执、紧迫感过强的人。

有一位患者是这样跟我描述自己的状态的："董大夫，您得帮帮我。我就是这样一个急性子。我从来不知道什么叫散步，什么叫悠闲，每天都是心急火燎、忙忙碌碌，可是好像我也没做出什么成绩来。但我是很要强，很要面子，处处都想着要高人一等，总觉得不如别人是一件特别丢脸的事情。这也就罢了，我愿意把它理解为上进心强。可是我又过于看重得失，总是在计算着怎样才能让自己的利益最大化，总在计算投入产出比。就像来您这儿看病，要不是感觉问题严重，我肯定不会浪费时间跟您说这些的。"

对于这种性格的患者，老实说，假如不能从情志上进行调整，单靠服药，肯定不能给心脏很好的养护。因为这类人总是处于一种高度紧张的状态，身体长期处于高度应激状态，这种状态下，心跳会加快，血压会升高，心肌代谢需要的耗氧量会增加，特别容易出现冠心病。假如已经有了心脏病，就更糟糕了。

那么，你自己到底有没有这种性格呢？美国心脏病学会有一份调查问卷，可以帮我们判断自己到底是不是A型性格，大家可以试试看回答下面这些问题。

① - 你说话是不是经常会刻意加重关键词的语气？

② - 你吃饭、走路是不是都很急促？

③ - 你是不是认为孩子从小就要养成与人竞争的习惯？

④ - 当有人向你陈述事情时，你是不是会催他赶紧说完？

⑤ - 当别人做事慢条斯理时，你是不是会感到不耐烦？

⑥－ 在路上堵车或餐馆排队时，你是不是会感到很愤怒？

⑦－ 聆听别人谈话时，你是不是会一直思考自己的问题？

⑧－ 在休假之前，你是不是会先赶着忙完遇到的一切工作？

⑨－ 你是不是经常一边吃饭一边写笔记，或者一边开车一边刮胡子？

⑩－ 与别人闲谈时，你是不是总会提到自己关心的事情？

⑪－ 让你停下工作休息一会儿，你是不是会觉得这是在浪费时间？

⑫－ 你是不是经常全心投入工作，根本没空欣赏周围美景？

⑬－ 你是不是宁愿更务实一点，而不愿从事创新或改革的事情？

⑭－ 你是不是总能在限定的时间内做出更多的事情？

⑮－ 跟别人有约的时候，你是不是会绝对遵守时间？

⑯－ 表达意见时，你是不是会下意识地紧握拳头以加强语气？

⑰－ 你是不是对提升自己的工作绩效很有信心？

⑱－ 你是不是总觉得有些事情等着你立刻去完成？

⑲－ 你是不是对自己的工作效率一直不很满意？

⑳－ 你是不是认为与人竞争的时候必须取胜？

㉑－ 你是不是经常打断别人的话？

㉒－ 看见别人迟到，你是不是会很生气？

㉓－ 用餐时，你是不是只要一吃完就离席？

㉔－ 你是不是总有匆匆忙忙的感觉？

㉕－ 你对自己近来的表现是不是很不满意？

上面这25个问题的答案，回答"是"的计1分，回答"不是"的计0分。算算你的分值，如果有一半以上的问题回答"是"，也就是总分超过13分，那么你就是一个有"心脏病性格"的人；如果得分在20分以上，那就更可怕了，你属于A+型性格，需要接受心理辅导了。

谁都知道，性格的改变不是一蹴而就的事情，但我相信，它之所以很难改变，是因为你没有真的想去改变。在生命安全面前，改变你的A型性格值得去尝试。**假如你有这种性格，不管目前有没有心脏方面的问题，都要试着调整自己对生活和工作的认知，试着调整自己的情绪，试着改变急躁的习惯，试着放慢自己的节奏。**

一心二用不可取，
耗费心神损健康

有句俗话叫"一心不能二用"，的确，一心多用对心脏带来的负面影响是不可忽视的，这要从大脑处理问题的机制谈起。我们自以为的"一心二用"是怎样做到的呢？那是因为我们的大脑可以快速地从一件事转移到另一件事上去。而且，你越是经常这么做，这种转换的速度就会越快。由于它转换得非常快，就给人可以同时进行的错觉。

所以，当我们同时处理两件甚至多件任务的时候，需要大脑迅速地在两件或者多件事情之间进行转换。而且，由于大脑要高速地在不同事情之间换来换去，会让血压明显升高，心率将会维持在一个较高的水平。时间长了，就很容易出现高血压和心脏病。

之前我提到过A型性格，这类人有一个特征就是，永远不能专注下来做一件事情。他们总是在琢磨，怎样才能充分利用时间，怎样才能同时做好一件以上的事情。所以，他们总是一边吃饭一边盯着电脑或者手机屏幕，一边洗脚一边看文章同时还开着广播，一边听别人说话一边想自己的心事……

表面上看起来，他们的效率很高，非常懂得统筹安排时间，而且这种高效率、多线程的工作方式似乎也正是现代社会所提倡的。可是，正如我之前所说的那样，这样做，对心的健康是没有好处的。而且，这些人之所以特别容易发火，在某种程度上，也跟他们喜欢一心二用有关系。

但有一次当我讲这个道理时，一位患者朋友跟我抬杠，说："我们的左脑和右脑各司其职，可以同时完成不同性质的任务啊，比如我可以一边开车一边听音乐，两不耽误。"我说："是啊，没错，我们可以一边做事情一边听音乐，可是这时候，音乐一般都是作为背景了，你到底有没有用心品味它的旋律呢？如果是听到一首新歌，能完全听明白歌词吗？"

然后我又问他："假如我一边给你看病，一边在想我今天早晨出门的时候有没有忘记锁门、有没有忘记关灯，你愿不愿意？你放不放心？"

很多人可能都会有同样的想法，但事实上，不管我们做什么事情，只要全身心投入，左右脑的各个区域都会参与进来的。我有一位朋友，有一次开车的时候被一首音乐吸引了，作为一个有多年驾龄的老司机，沉迷于音乐虽然没有让他出车祸，但是，却让他错过了高速出口，只好多绕非常远的路。

还有朋友会说："开车这种事情需要集中精力，那跑步总没问题吧？我一边听音乐一边跑步，完全没问题啊。"是的，假如在你熟悉的道路上跑步，脚下做的是机械性动作，可能你可以把注意力集中在音乐上。但我强调的是，**需要集中注意力的事情，请不要同时去做，否则会过于耗费心神。**

然而我也不得不承认，我们所生活的这个社会过于浮躁了，越来越多的人焦虑感、危机感越来越强，他们本能地会选择一心二用甚至多用。说到底，躁动的环境是一心多用的根源，两者又互为因果，形成恶性循环。因此，**为了保护我们的心脏，我们需要从保持内心的宁静做起。**

心一忧愁，
周身经络也瘀塞

　　现在很多人经常把"郁闷"二字挂在嘴边，要是只是嘴边说说，不往心里去还好，怕就怕"郁闷"到心底里去的人。经常忧愁的人，不仅会导致抑郁、神经衰弱等精神上的疾病，更重要的是，心情忧愁会使心失去清明，继而会阻塞人体周身经络，出现经络瘀塞、不通达的情况。

　　如果人的情志不畅，内心太过抑郁、悲伤和恐惧，都会导致气滞。气滞则血瘀，人体内的气主要是通过经络贯通全身的，身体正常的气血循环一停，停在哪里就堵塞到哪里。经络一堵塞，更会加重气血失调的现象。我可以这么说，我们得的所有的病都与经络堵塞相关，反映在身上就是五脏失调、阴阳失衡，结果就是百病丛生。

　　想要保持经络通畅，首先要保持心的通达——也就是心情舒畅。心情舒畅，身体里的气就顺了，气循环顺畅，血也会畅通，身体就会很健康。一般我遇到因为情志比较抑郁导致疾病的人，都是谈心为主，针灸只是辅助的，如果解开心结，病自然就好了。

　　我们身边都不乏有些爱较真或者心事重的朋友，我总是劝他们尽量活得粗线条一些，少钻牛角尖。对于生活上一些无关紧要的事，不要太过计较，时间会淡化一切。容易抑郁的人不妨多找人倾诉，实在难受了可以哭一哭，排遣一下。

我曾经有一个病人是女主持人，因为工作压力大，自己情感上也出了问题，一直抑郁，脱发、失眠、脸色苍白，还起痘痘、有黑眼圈，有时候化浓妆都遮不住，去医院按内分泌失调治疗，病没有治好，吃药吃得反而胖了不少，已经影响到她的职业生涯，后来经人介绍到我这里来看病了。经仔细询问后，我发现根源不是别的，就是她的心太过抑郁，导致肝气不舒，心气不畅，经络不通，脏腑失调。我用针灸、中药给她调理经络和脏腑，更多的时间是和她谈心，让她把心里不痛快的事都说出来，然后再慢慢开导。她身体恢复后就感叹，真是没想到一名中医还可以兼备一个好的心理咨询师的角色，来我这里还省了心理咨询的钱。

调整心情、改善抑郁的同时，我们再来了解一下怎么看身体经络通畅不通畅。**经络通则不痛，痛则不通。**将皮肤轻轻捏起，如果身体经络通畅不会感觉到痛，也不会有捏不起来的情况，如果捏不起来或者是捏起来之后很痛，就代表有不通的地方。但是痛感代表气血还是很充足，治疗比较容易；如果感觉是酸，就代表经络不通，气血也不是很足，治疗的时候以补为主；再往后就是麻，代表身体经络不通，而且气血严重不足，此时需要补元气，否则随时可能引发更严重的疾病。

判断好以后，我们来看看怎么打通经络吧，有个特别简单的方法，现在奉献给大家。每天晚上睡觉之前，从脸开始将皮肤轻轻上捏，捏一捏，提三提，到特别痛或者是捏不起来的地方，就停下来，多揉一揉。只要双手都能接触到的地方，都要照顾到。一天捏一遍就可以了，一般全身捏下来也就十几分钟。但是，你可别小看这十几分钟，比吃任何的补药都要对身体好，当每次捏皮肤松软易捏起，且不会疼痛的时候，就证明自己的经络已打通了，气血会运行得很顺畅。

莫生气，
心火旺引肝火大

我爱人有一个至交好友姓秦，有一段时间，她和她爱人老李差点闹离婚，经常去我家哭诉。原来老李现在40多岁，工作没升迁，脾气却大了不少，现在整天和她吵架。我爱人不放心，就让我帮忙看看老李是怎么回事。他一来，我就看他脸色特别红，太阳穴青筋凸起。我给他在胸口和头部放了点瘀血，然后在大腿外侧拔了罐，我一边拔罐一边和老李聊天，得知他现在工作不顺心，经常爱着急，发脾气。

我告诉老李，在工作或生活中，如果遇到不顺心事，可以向朋友倾诉，而不是一直闷在心里，使自己一直沉浸在一种僵化的思维模式中。我有意识地提及他的伤心事，好让他哭一哭。**在五行中，悲克怒，以后大家肝火旺，因为发怒而胸胁疼痛的时候，不妨想想悲伤的事，哭一哭，也能缓解心火，对情绪缓解很大，也是保护心的做法。**

送走了老李，我就感叹，现在的人很多都是心火、肝火特别大，有外因也有内因，总的来讲自身原因比较多。工作压力大、生活不规律、心情压抑积郁、饮食不节、中暑、熬夜等都会导致肝火、心火亢盛。

有无心火、肝火，可以用这个表简单自测一下。

心火、肝火自测表

类别	表现
心火	口干，盗汗，睡眠不安，口腔溃疡，尿黄，心烦易怒
肝火	失眠多梦，目赤肿痛，头痛头晕，眼干耳鸣，口苦口臭，两肋胀痛，身体闷热，舌苔增厚
合并有心火肝火	除以上症状之外，面红目赤，口苦咽干，舌尖红刺、苔薄黄，女性还伴有月经先期量多、颜色鲜红或紫黑

心与肝之间的关系是这样的，心主血，肝藏血。我们心情不畅的时候，最需要肝脏来疏泄情绪。比如，有的人在心情压抑时会感觉心区憋闷、两胁疼痛。而肝在五行属木，心属火，木生火，一般容易肝火旺的人，心火也会非常旺。

想要预防心肝火旺的情况，晚上就一定要睡好觉。人在卧床休息时，肝血流量明显增加，有利于肝脏的新陈代谢及受损肝组织的修复。根据气血流注的时间，在晚上1～3点是肝脏排毒、造血最活跃的黄金时间。如果这个时候睡眠不够或是睡眠质量不好，就会加重肝脏负担。熬夜这个问题年轻人特别多，觉得白天工作太累，晚上不好好玩玩对不起自己。实际上，晚上不好好休息更对不起自己的身体。

另外，很多人上火后觉得吃点泻火药就好了，实则很多泻火的药吃多了容易导致体虚。再者，火分为虚火和实火，还要看自身原因，所以药物不要随便吃。生气发怒的时候，也可以压一压膻中穴，膻中穴在两乳的中间，对于身体已经存积的"火气"有很好的消导作用，对心火肝火旺的人都有很好的调节功能，是很好的"消火穴"。如果想在此处拔罐的话，一般15分钟就可以了。

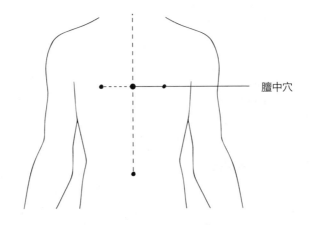

膻中穴

生气发火最不利于养心，按压膻中穴可以迅速消心火

过"喜"伤心，
情绪波动大可能突发心脏病

在前面我已经说过，心藏神，主管人的思维、意识、神志等活动。前一篇已经和大家说过怒伤肝，**在中医里，五脏对应五种情感——心在志为喜，肝为怒，肾为恐，肺为忧，脾为思**。也就是说，这五种情感分别归五个脏腑来管，如果某种情感太过，会伤及所属的脏腑。心主喜乐，人精神愉快，心气就舒畅，身体气血运行良好，人也就比较健康、有朝气。

但是过分的兴奋会损伤心气，使心气涣散，轻则出现喜笑不休、心悸、失眠等症状，严重影响神智，如古典小说中中举的范进，就是因为过喜疯癫了。

另一个严重的危害是会导致心脏疾病。之所以会出现"乐极生悲"，就是因为过于兴奋，使心气不能收藏，像水泼出去那样涣散掉，造成心气不足，影响到心主血脉和心主神明的功能，人就容易出现心脑血管疾病或者精神异常的现象。

人体的血压、心跳等在情绪平和的情况下维持着平稳的节律，如果过于兴奋，血压会升高，心跳也会骤然加快，心脏和血管一时适应不了这种突然变化，会出现心脏供血不足或者血管破裂等问题，引起心肌梗死、脑卒中、脑出血、心脏骤停等问题。一般人过中年，全身的动脉均会发生程度不同的硬化，情绪激动时身体能耗增加，心脏跳动剧烈，心肌相对供血不足，从而出现心绞痛甚至心肌梗死或心跳骤停。

所以，任何情绪的过分激动都是不可取的。对于喜事与悲事、兴奋与气愤、顺境与逆境、快乐与痛苦等，都应一视同仁，应采取"冷处理"的方法，善于自我调节情感，保持稳定的心理状态。

很多人情绪起伏太大，主要是因为性子过于急躁。我认识的一个老人就是这样，他儿子儿媳关系不好，有一阵子闹离婚。但是这小两口还没有他们父亲的反应大，只要他们一吵架，父亲的心脏病就犯，连续住了好几次院。后来找我调理的时候，我就告诉他，他发病的根源还是自己不能控制自己的情绪。他的症状我是可以医治的，但是如果他不改变自己的性格，病还是会犯，而且会一次比一次严重。

每次来门诊的时候我都告诫他，学会放手，事事都想管，很多时候都是累了也不讨好。情绪过激的时候，不妨先做做深呼吸，让自己平静下来。平时多培养兴趣爱好，转移注意力，钓钓鱼、打打太极，人平静了，也就没有那么爱动气了。后来他根据自己的兴趣爱好，参加了一个书画班，天天学书画，近几年再也没有发过病。前不久，他红光满面地来找我，还送给我一幅字画呢。

我们都听过塞翁失马的故事，希望我们都有塞翁的心态，知道"祸兮福之所倚，福兮祸之所伏"。即使不能做到"不以物喜、不以己悲"，也要学会对事情淡然处之。像我早年也是一个热血青年，比较容易激动，随着生活阅历的增多，慢慢地，很多事情都看开了。现在一般生活中出现好事的时候，就告诉自己这只是一个小的前奏，更好的还在后面等着我；遇到困难挫折的时候，就告诉自己这只是黎明前的黑暗，忍一忍，马上也就过去了。这么一来，心就平和得多了。

心宽了，
很多疾病就远了

提起中风，相信大家都不陌生，中风发作时非常迅速，人前一刻还好端端的，后一刻就突然晕倒、不省人事，就算是治疗后，很多人还是会有口角歪斜、语言不利、半身不遂等后遗症，非常可怕。此病中医称为脑卒中，因其与风流窜、善变的特点相似，所以也称"中风"。西医里的急性脑血管病，如脑梗塞、脑出血、脑栓塞等都属于中风。由于中风的发病率和死亡率都很高，常留有后遗症又不好恢复，历来都是医家很头痛的病。

一般情况下，年龄越大，发生中风的危险越大，人到55岁以后是中风高发期，其中男性更容易发病，连续两周焦虑烦躁的50岁以上女性或连续两周便秘的60岁以上男性都是中风的高发人群。**除年龄因素外，高血压、高脂血症、颈椎病都是中风的危险致病因素。**年龄大又合并以上病症的患者，更要千万注意。

通常，血压的异常是造成中风的重要原因。除了病理性的高血压外，还与人的情志有很大的关系，心态不平和、经常紧张、爱发脾气的人非常容易形成一种心理性高血压，时间长了就会发展成病理性的高血压。所以要想预防中风，一定要保持心态的平和，保护好心。

很多中老年人白天还挺好，受到刺激后，夜间就突发脑出血，救治后也会留下很多后遗症。我在临床问许多患者发病原因时发现，除了本身血压、血脂异常外，有70%的人发病都和生气有关。比如我遇到一位73岁的老人，他是个热心肠，在公交车上批评小伙子不给孕妇让座，被一个小伙子骂了几句难听的话，听后大怒，突发脑梗死晕倒了。幸亏抢救及时，挽救回来一条生命。

老年人一定要培养健康良好的心态，除了注意管住自己的暴脾气，还要注意少管点闲事。生活中，很多老年人都喜欢管闲事，觉得自己是长辈，是"过来人"，家里大大小小的事都爱插手。其实，晚辈们早就长大了，就不要管那么多了，偶尔碰碰壁也增加他们的生活阅历。老人得学会"装糊涂"，少操心才能少生病，生活琐事能放就放，少生闲气，少管闲事，自己心情也好了，也就不容易生病了。

除了生活上学会"放权"，工作上也要适当"放手"。我有一位病人是中层干部，政绩不少，但是眼瞅着过几年就退休了，还是没有达到自己以前期待的职位。于是他就焦虑、生闷气、心情抑郁，结果出现血压高、血脂异常，一天晚上突发脑梗死。经过三个月的治疗，左手还是不太自如，我一直为他用"养心"的原则疏导。后来他告诉我，经过三个月，真正悟到了身体健康才是最重要的，其他的都是身外之物。不管是什么病，只要心调整过来以后，恢复得就快了。

我经常跟一些老年朋友讲，一定要保持一颗平常的心、安静的心，少烦恼、少思虑，要求低一点，杂念少一点，把自己的心管好，欲望减少，心里平静下来后，不容易受外物的干扰，也就不容易发生中风了，离很多疾病都远了。

其实中风都是有先兆的，一般中风前一个月左右会偶尔出现头痛、头晕、视物旋转、恶心、呕吐等症状，还可能会出现各种运动障碍，比如不能控制走路方向，还有可能会出现听力下降、眼睛看不清东西、手脚麻木无力等现象。这些都是中风的先兆，一定要尽早采取措施，要是等晕倒了再就医，往往会落下后遗症。很多人在中风的前2~3年都发生过大拇指和食指发麻的情况，遇到这样的情况，更应该特别注意。我曾遇到几位部级首长，在"两会"期间因为工作压力大出现脑中风的前兆，但因为预防意识良好，及时就诊，通过针灸再加上中药调理，症状很快解除了。

另外中风后适当做些缓和的运动，会促进身体康复。

近几年的临床发现，中风发病年龄越来越低，这与年轻人工作压力大、饮食或睡眠不规律、缺乏锻炼等因素都有很大关系。所以年轻人也要提防脑中风，保持良好的心态和生活习惯，万万马虎不得。

远离嘈杂，以静养心，要从眼、耳、心三方着手

很久之前我看到过一句话："最好的医师是自己，最好的药物是时间，最好的运动是步行，最好的心情是宁静。"前面三项是否准确我不好说，但作为一名专注养心的中医而言，我可以肯定地说，最后一句是精辟的。最好的心情，真的是宁静。

和生活在节奏缓慢的小城镇中的人们相比，生活在大城市中的人更容易发火，他们出现心血管问题的概率也更高。为什么呢？大城市的车水马龙，带给我们的除了有丰富的资源，更有繁忙的工作、快速的节奏、喧嚣的车声、嘈杂的闹市、膨胀的欲望……置身其中的我们，内脏的每一个器官，都在高速而超负荷地运转。

嘈杂的环境使得身体的应激激素长期处在一个较高的水平，这会让我们倾向于冲动、易怒、好斗，罹患心血管疾病的风险也大大增加。

该怎么办呢？**最好的办法就是让心安静下来，以静养心**。《黄帝内经》告诉我们，养心需要"恬虚无"，也就是让自己拥有宁静平和、豁达乐观的心境。由于"静则生阴"，可以降低人体阳气和精气的消耗，所以对于减少快节奏生活给身体带来的不良影响有很好的效果。因此，我们生活的环境越嘈杂、生活节奏越快，越需要安静。

我也在一线城市生活，每天下班的路上，举目望去，身边到处都是高楼林立、霓虹闪烁，人群熙熙攘攘，而耳朵里充斥的是各种交通工具的噪音，真的很难让人安静下来。可是，这并不是说我们的心就不能安静。一个真正心灵宁静的人，一定能做到在动中求静、闹中取静。

假如我们的内心力量还没有强大到可以在喧嚣嘈杂的环境中保持内心的安宁，那就需要借助一些方法，改善我们所处的客观环境，进而求得内心的宁静。一般来说，**我会给朋友们三个建议，能够分别从眼睛、耳朵、心灵三方面给我们带来宁静。**

首先，就是让眼睛清净。灯红酒绿、声色犬马的东西看多了，很容易让我们心烦意乱。假如你每天看到的都是高楼和被切割成一块一块的天空，那么我建议你每周末都要去趟郊外，多看看绿地，多看看旷野，你会发现自己的心情平静多了。

平时劳累了一天回家之后，尽量抽出一点时间让自己放松一下。可以静静地看会儿书或者欣赏一幅画、给花浇浇水、给鱼喂食等，这些活动都有助于让自己动作慢下来，从而让眼睛和心都更加清净。

然后，还要让耳朵清净。如果一直受噪音污染影响，很容易诱发心脏病。对于日日夜夜都生活在强噪音环境中的人来说，建议大家可以听一些曲调优美、节奏舒缓的音乐。比如，我以前就经常在睡前听一些轻音乐，然后在音乐声中放松地入睡。

最后，当然就是静心了。现在很流行的瑜伽、冥想等都是有助于静心的运动，大家不妨试着多做。在白天工作的间隙，也可以多做气沉丹田的动作：找一个相对安静的环境，让自己全身放松，微微闭上眼睛，然后用心感受呼吸的动作。感受你吸进来的那口气，从鼻腔进入你的身体，然后缓慢、逐渐下沉，到达肚脐附近。这时候，再缓慢地吐出这口气。不管是在紧张还是心情烦躁的时候，大家都可以这样做，有助于澄心，让自己凝神静气。

静坐养心，
赶走心神不定

　　我们都知道心为君主之官，看着荣耀，其实也是责任最大、最不易的一个脏腑。所以，同气相求，五脏之中心对应的是苦。可我们的心是任劳任怨的，经过它的转化，给我们带来了什么呢？心主喜，心给我们最后带来的是喜悦平和。所以我们更应该敬畏心神，保养心神，把养心神当作养生的头等大事。

　　养心神要注意千万不要让心神过于劳累。 在我国古代小说集《太平广记》里有这样一个故事，说的是北齐史官李广，他是一个非常勤奋，而且做事相当认真的人。作为一个史官，他整日兢兢业业地编书，放在现在来说，就是天天晚上加班熬夜工作。然后有一天晚上，他梦到一个人来向他辞行，说："我是你的心神，你用我用得太多了，我实在是累得不行了，在此与君别过了。"心神就跟他拜拜了。

　　从此，他就整日无精打采，浑浑噩噩，很快就死了。他虽然没有像现在一些过度加班的人一样猝死，但是也算是累死在工作岗位上的。这位史官大人的悲剧告诉我们，千万不要过度劳累，消耗心神。一定要给心神一个休整的时间，否则我们的心神因不堪重负离我们而去的时候，我们再后悔就为时太晚。

怎样保养我们的心神，让我们的心神得以休憩和调整呢？最好的方法就是静坐。静坐其实最简单不过了，不用跑不用跳，就是静静地坐着，审视我们的本心。

很多名人都很推崇静坐。比如说武则天，这位中国历史上唯一的女皇，她把持朝政50余年，日理万机，按说心神消耗得非常严重，但她一直耳聪目明、思路敏捷，去世时享年81岁。大家别看这个岁数放在现在不起眼，但是在古代来说，绝对算得上高寿了。她之所以在心神消耗如此大的情况下，还有这样的高寿，就和她长期静坐有关。据史料记载，武则天几乎每天都会在朝政之余，闭目静坐来保养心神。**静坐不仅可以保养心神，当心神耗竭很严重时，也可以通过静坐来恢复元气。**像文学家郭沫若曾因用脑过度，心神消耗太多，得了严重的神经衰弱，经常心悸、乏力、睡眠不宁。后来他学会了静坐，每天清晨和睡前各静坐30分钟，身体慢慢就变好了，也赢得高寿。像刚才说的那位史官李广，如果他知道静坐方法的话，心神肯定不会离他而去。

静坐为什么会有如此之大的功效呢？这是因为静则神藏、燥则消亡，神宜静不宜燥。在静坐中我们可以认识自我，忘记自我，与心神直接对话，感受真我的声音，聆听自己内心灵魂深处所发出的呼唤。通过静坐，人可以保持淡泊宁静的状态，神气清静而毫无杂念，真气内存、心神自然平安。

静坐具体的方法是，选择任意时间，放下杂务，找一个安静的地方，排除大小二便，将手机关机，避免外人的打扰。选一个舒适的坐姿，全身放松，采用腹式呼吸，慢慢调息，闭上眼睛，精神内敛，将注意力先放在自己的呼吸上，什么都不要去想，聆听自己身体传递的信号与声音，感受自己内心的平静抑或波澜，慢慢接纳自己，并放空自己，任由心神遨游。开始的时候每天坚持20分钟，然后逐渐增加，最终每天能静坐1小时，且静坐结束以浑身舒泰为宜。

有的人说，我坐不了那么长时间，那你也可以每天早晚各静坐半小时。要是实在坐不住，躺着也行，我们主要强调的是"静"字。为了使静坐的时候心神能够收敛，大家不要在太饿或太饱的时候静坐，而且室内温度要适宜，衣服也应该舒适轻便，以便静坐时我们可以全心全意审视自己的内心，与真我交流，抚平内心的浮躁，找到自己的本心，学会知足与感恩，这样就可以保养心神，延年益寿。

养心贵在养德，
饮食、运动、思虑都要调适

在中医看来，养心才是养生的最高境界，而养心贵在静心。这里的养心，指的当然不仅仅是保护好心脏这个器官，还包括情志的调养。在我们古人看来，**养心重在养神，而养神，说到底就是净化我们的灵魂**。

想要净化心灵，是一件需要多管齐下的工作，我们要从饮食、运动和思虑这三方面同时着手。

首先是**食物**。一方面，大家要多吃养心安神的食物，比如茯苓、莲子、百合、小枣、藕粉、银耳、西瓜、鸭肉等。另一方面，我想要特别提醒大家的是，我们要多吃"真正的食物"，也就是最自然的食物。

具体该怎么办呢？我自己有一些经验可以跟大家一起分享。第一点，是要少吃过度加工的食物，比如各种精致的糕点、零食、糖分超标的饮料等，我都很少吃。我们家的餐桌上，出现的食物尽可能是天然的水果、蔬菜、肉类和谷物，而不是香肠、蛋糕、甜饮料等。第二点，要多在家吃，少下餐馆。我不是说大家就不能出去吃饭，而是说，如果可以的话，尽可能不要频繁外出就餐。自己在家烹制更健康的食物，从中得到乐趣和满足感，也是一件愉悦心灵的事情。第三点，就是要多吃应季的食物。要说起来，我们现代人还真是幸福，一年四季想吃什么食物都可以买到，很多人已经失去了季节的概念。可是，夏天的辣椒和冬天的辣椒，味道和营养都是差别很大的。我建议大家尽量顺应天时，少吃反季节蔬果，这样不仅能品尝到食物真正的滋味，更是对心灵的一种净化。

其次是运动。运动之后浑身那种畅快淋漓的感觉，对于净化身体和心灵都有非常出众的效果。只是，我们一定要注意运动不能过量，尤其是在夏天，为了养心，运动要慢、要静。作为人体最累的器官，由于血液循环加速，心脏在夏天本来就负担比较重。这时候如果再过量运动，很容易累心，损伤心气。

最后是思虑。既然心灵最喜欢的状态是宁静，那么我们就要避免思虑过多，尽量保持一种欢畅愉悦的心情。想要达到这一目的，一方面，我们要尽量摒弃贪念，做到清心寡欲。另一方面，还要调节情绪，大喜大悲都容易伤及心脏。

但是，人有七情六欲，这也是在所难免的。如果我们有了情绪，就要想办法排遣，不要把什么都藏在心里。受过良好教育的我们，学会了克制情绪、强颜欢笑，可是，身体并不喜欢这样。长期在体内郁积的情绪，就像是一种毒素，会给心灵和身体带来慢性伤害。

总而言之，我们现代人的生活中，物欲横流，能让人"动心"的东西太多了。可是大家要认真想一想，究竟自己这一生要的是什么，哪些东西才是最重要的。假如你在意自己的健康，就尽量不要终日思前想后、欲望不止，否则，心灵中的杂质会越来越多，我们就越来越难心静，越难心安，越难安享天年。

捏捏按按，心安身体棒

第六章

定期按摩穴位，
养心强身健体

　　关于养心、调心，我有五大方法，即"五步调心疗法"，是集五大治疗方法于一体的综合疗法。我的"五步调心疗法"，是由"调心话""调心针""调心罐""调心药"和"调心膳"所构成。在临床上，我会根据患者的特点，有的直接以谈心为主，有的以针灸为主，有的以拔罐为主，有的以中药为主，还有的干脆让患者以食疗药膳为主来调养。更多的时候，我是把很多方法综合起来运用的，治疗效果都还不错。

　　很多病人病好以后，就不再踏进医院的大门，而我的患者病情缓解后，很多都去而复返，回来做定期保健。就像北京一位76岁的李大爷，2010年的时候，我用三次针灸和拔罐治好了他久治不愈的足跟痛，他从此成了我的铁杆粉丝。不仅他坚持来找我，还"忽悠"自己的老伴、儿子、儿媳也找我看病。这几年来，他们家有什么事情都是找我调理好的。

　　很多病人和李大爷一样，最初因身体不适前来求诊，症状消除后，却成了我的"常客"，每隔一段时间，就到医院扎扎针灸，拔拔火罐，把小病消灭在萌芽状态中。我管这叫"在治疗中保健，在保健中治疗"。

　　所以我提倡大家定期保养，多关爱自己的身体。俗话说"求医不如求己"，与其把自己的身体交给医师，不如自己给自己做保健。接下来我来教大家如何用我们的双手来给自己保健，大家按照我的方法做，有病防病，无病强身。强健了身体，节省了金钱，何乐而不为呢？

在介绍具体的方法之前，我们看一下自我保健的一些原则。**自己动动双手做保健具体到实际操作上，我将之分为面、线和点。所谓面，就是一片或者整个身体。这个很好操作，就是不拘位置，适度敲敲打打，都对身体很好。**

我认识的一个老爷子，今年快90岁了，10年前做了肠道癌手术，术后问我怎么做保健避免癌症复发。我就推荐他每天坚持按摩整个身体，他后来每天早晚都会将整个身体按揉一遍，包括头部。他这样全面地按摩身体，达到了通经活络、延年益寿的目的，到现在身体恢复得特别好，天气好的时候还经常出去遛遛弯。

再一个是线，线说的就是经络了。对线进行保健，沿着经络刮痧、拔罐、捏、敲、揉都可以，只要掌握大致的方向和位置就可以了。经络保健要遵循一定的时间，我们身体的气血在一定的时间都会流经特定的经络，在气血流注到特定经络的时候，按摩可以起到事半功倍的效果。比如说早上9~11点适宜按摩脾经，11~13点适宜按摩心经，15~17点适宜按摩膀胱经，19~21点适宜按摩心包经。总之，大家想改善哪个脏腑，就可以在相应的时间里按摩该经络。

最后一个是点，也就是具体的穴位。关于穴位先说一个基本的知识，大家看穴位位置的时候都会看到说穴位在某处的上方或者下方几寸，如内关穴在腕横纹上2寸，这个寸并不是3.33厘米，而是"等身寸"，是用自己的手指去量化的。一寸为自己拇指一横指，一寸半为食指、中指并拢后的宽度，三寸为四指的宽度。

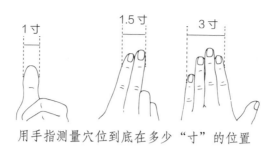

用手指测量穴位到底在多少"寸"的位置

自己用手找到大致的位置以后，再用手去按点。一般来说，如果身体出现病变，按压到正确的穴位的时候，身体会出现酸麻胀痛的感觉。大家只要找准大致的位置，然后自己在穴位附近按压即可。很多时候病变的治疗点不一定完完全全就在特定穴位上，在临床上，我有的时候会在目标穴位的上下左右去寻找一下，以确定最佳治疗点。所以，**我们在寻找穴位位置的时候不用太过拘泥于"应该的位置"，最敏感的点通常就是最佳的治疗点。**

这里再多说一点，虽然很多时候按压穴位可以起到立竿见影的治疗效果，但是我不太建议长期只刺激一个穴位进行保健。

长时间刺激一个穴位是会有破气的可能的，而且也会降低穴位的敏感程度和对身体的改善作用。最好的方法是不要局限于一个点，要把点、线、面结合起来，不要只盯着一个位置。像心经上很多穴位治症很相似，按摩的时候最好都带上，就成了以点带动线，多按摩几条线，又汇成了按摩面，这样点、线、面结合保健，起到的效果会更好。

总的来说，身体"通则不痛，痛则不通"，按摩身体的时候有酸麻胀痛的感觉，就说明这个地方发生瘀滞了，也说明自己找对地方了，只要加以正确疏导，让身体的气血重新正常流通，就可以达到有病治病、无病强身的目的。大家可不要小瞧这些小小的瘀滞点，要知道千里之堤毁于蚁穴，大的问题基本上都是从最细小的问题开始积累、变大的，如果我们通过敲敲打打、捏捏揉揉，把这些小问题扼杀在摇篮里，那么我们自然也就无病一身轻了。

养心按摩，
离不开心经和心包经

中医讲心主要有两大功能，即主血脉和主神志。如果心主血脉这个功能失调，那么会出现血液黏稠、血管堵塞、血液不能在全身正常运行的情况，什么"三高"、动脉硬化、心肌梗死等疾病都会找上门。**保证心这个君主之官功能的有两条经络，一个是心经，一个是心包经。**

这两条经络是协同工作的，同时又各有侧重。先说说心包经，**心包经是从心脏的外围开始的，经过腋下，然后沿着手臂内侧向下，一直到中指尖。**找心包经时，先找到自己腋下的一根大筋，然后用手向上稍用力敲，这时会感觉小指和无名指发麻。

中医所说的心包就是心外面的一层薄膜，能够代心受过，即外邪侵犯时，它首当其冲。心为君主之官，本身不受病，"容邪则死"，心一旦得了病，都是很严重的致命性疾病，所以平时一些小灾小难的，都是心包经来承受的，很多大病也都是心包经在勉力抵抗。

总之，保养好心包经，心这个皇帝的位置才会坐得稳。如果邪侵心包经之后治疗不及时、不得当，伤及心脏，后果是很严重的。而经常揉心包经，把心包经照顾好了，气血旺盛，循行通畅了，就不会得心血管

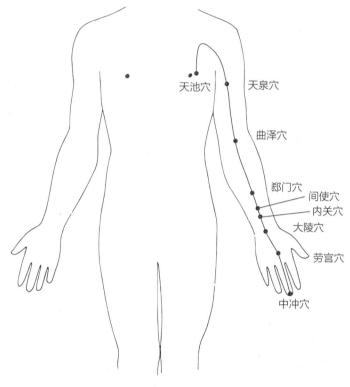

天池穴 　天泉穴

曲泽穴

郄门穴
间使穴
内关穴
大陵穴
劳宫穴

中冲穴

心包经——帮助人体抵抗疾病的经络

方面的疾病。

　　按摩心包经的方法很简单，顺着心包经的路线从胸口一路向下一直到手指尖，捏捏拍拍，每天在每侧手臂按摩10分钟，就可以起到很好的保健效果。在捏揉的过程中，全身要放松，心情要平静，手上稍微用点力，动作慢一点，一下一下揉，捏揉的时候不必具体针对某一个穴位，沿着心包经的这条线走就可以。但如果揉到某一个地方的时候，感觉跟其他地方明显不一样，有酸、痛、麻木之感，那就要加以重点关注，说明这个地方发生淤堵了，每次按摩的时候一定要多揉一会儿，直到把它揉得不痛了，没有特别的感觉了，那就好了。

　　心包经在晚上7～9点经气最旺，我们可以在晚上8点进行按摩，但进行任何保健方法时都要注意，一定不要饭后做。饭后的气血都跑到胃肠道进行消化吸收，脾胃是后天之本，是气血生化之源，一定不要在脾胃消化的时候跟他们抢气血，至少在饭后1小时再进行一些保健。

再说说心经，如下图所示，**心经起于腋窝下的极泉穴，沿手臂内侧一路向下，止于小指上的少冲穴。**

疾病的产生有两个原因，一是从外来的，归心包经管；一个是从心生的，这个就归心经管。比如您有情志过激方面的问题，要多揉心经；如果是心血管、冠心病方面的问题，就多揉心包经。简单地说，心经保健治疗的疾病有两种，第一是治疗心脏原发的疾病，如原发性心脏病，

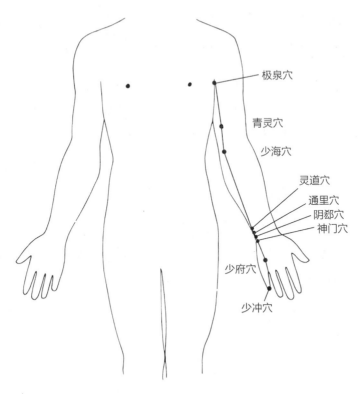

极泉穴
青灵穴
少海穴
灵道穴
通里穴
阴郄穴
神门穴
少府穴
少冲穴

心经——调理情志，驱除内心淤堵的经络

这种的大都是妈妈在怀孕期间受饮食、药物等不良的外界刺激导致的，所以在女性备孕和怀孕期间还是多注意为好；第二是可以辅助治疗情志方面的疾病，像各种神经症、抑郁症、由情志原因导致的失眠、头痛等都可以通过打通心经来缓解。

情志不舒、经常有心事的人，心经是非常容易堵塞的，大家可以通过拍打手肘和大臂内侧来疏通经络，调理情志。拍的时候先从上到下按按心经经由的路线，看看有没有特别敏感的点，然后重点拍打敏感点。

有的人，我教了他们方法以后，他们总说自己没有敏感点，我再一按他们的手臂，他们却疼得大叫。很多时候他们不是没有敏感点，也不是找不对地方，而是自己用的力道太小，发现不了敏感的点。所以，大家稍微用点劲儿，疼痛点和手肘部位尤其要多拍。情志不舒的人大都会拍出大大小小紫黑的包，拍出以后就停下，等紫黑色的包褪去了再拍，你会发现，起痧的情况一次比一次轻，身体也就一次比一次好。

心经旺在午时，即中午11点到下午1点，这个时候人的阳气达到最盛，心经的经气也最旺，在心经拍打、按揉或者刮痧都很好。每天操作的时间不用长，每侧拍3分钟，每天每侧捏上1～2遍就行了。按摩完大家会发现心里面很轻松、很清爽。对于长期在电脑前工作的人，尤其是女士来说，经常按揉心经还能让上臂变瘦。安了心脏起搏器的人，在按摩心经的时候不要下手太重，轻轻地、感觉到舒服就行了。拍痧也是不要急于一次全拍出，每次拍一点，多拍几次，效果也是一样的。

笑口常开防心病，
多弹拨极泉穴

　　说起极泉穴来大家可能听着陌生，其实这个穴位我们从小就不陌生，小时候我们逗人发笑挠痒痒的胳肢窝，这就是极泉穴的所在。**极泉穴是心经一大要穴，位于腋窝顶点，腋动脉搏动处。**顾名思义，极，为高、极致；泉，心主血脉，如水流之，故名泉；"极泉"就是指最高处的水源，说的是它就像人体的一个泉眼一样，心脏以这个穴为起点源源不断地向身体供血。

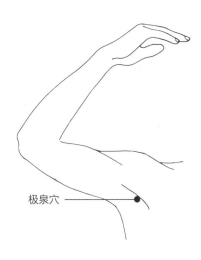

极泉穴

极泉穴是心的起点，心脏从
它开始向身体四周供血

通常心有瘀阻的时候，极泉穴不用拍打也会长出包来，这个包就是最佳的疏通心气、理顺心血的点，我们都可以通过弹拨极泉穴的方法，把包块化解掉，缓解心经瘀滞。

有一次，一个经常找我保健咨询的干部来问我，说他才40多岁就有了心绞痛，经常有气无力的，做什么都提不起精神，现在对生活和工作感到很懈怠，整天闷闷不乐的，他很害怕这样下去会影响工作，甚至得抑郁症，就问我有什么好的办法没有。我熟悉他的身体状况和生活习惯，知道他经常拼命工作，把先天的能量都耗尽了，而后天自己又不知道保养，就成了现在这样。我给了他一些食疗的方子，然后让他拍打心经，并重点弹拨极泉穴，然后一个月以后再向我反馈效果。

一个月以后他觉得精神明显好多了。他说自己整个人开朗了不少，每天精气神都很足，再也不会遇到不开心的事就生气、抑郁了。由于他的病症持续时间比较长，我告诉他要继续坚持下去，才能把身体的亏空慢慢补起来。在这里也要劝告大家一句，我们决定不了先天，但是想要拥有好的身体，一定要重视后天的保养，避免过度消耗。

极泉穴最好的按摩方式是弹拨，具体方法为：上臂稍外展，暴露腋下极泉穴，之后用对侧手的食指、中指并拢摸到极泉穴，并在穴位附近找到条索状物，一前一后地来回弹拨条索状物。弹拨时，会有全手电麻感，并向下传导直到手指，这是经络比较通畅的表现。每次左右两处各弹拨3分钟就行，需要注意的是弹拨的力度应柔和，并非越用力越好。

经常按摩极泉穴可以宽胸理气、养护心肺，让人笑口常开。从病理作用上来讲，极泉穴的治症是非常多的。人在劳累或者受到刺激的时候，会心跳加速、胸闷、浑身无力，此时，只要弹拨腋窝下面的极泉穴，就能够让身体得到放松。除此之外，经常弹拨极泉穴可以振奋整个心经，对心经不通导致的肩臂疼痛、上肢麻木有很好的改善作用。

弹拨时间久了，心经会越来越通畅，人的心情也会越来越好。我们给小孩胳肢窝挠痒的时候，小孩子总是乐得哈哈笑，而人到了中老年，再挠这个胳肢窝就不容易痒痒了，有的人甚至没有什么反应。这可不是人年纪大了之后耐力提高了，而是因为心血不足，这块经络的传导已经麻痹了，神经也就慢慢地萎缩了。要想让心血充足，笑口常开，让这极泉之水浇灌我们整个身体，不妨也重温儿时的这个小"恶作剧"，多给家人特别是老人挠挠胳肢窝，增进感情的同时也会带来健康。

心慌失眠手臂痛，
点按神门穴一身轻

神门穴在手少阴心经上，具体位置在腕部，腕掌侧横纹尺侧端（也就是小指侧），尺侧腕屈肌腱的桡侧凹陷处。这个穴位相对而言比较深，按压的时候得使点劲才行。平时除了点按穴位以外，还可以艾灸，艾灸此穴有缓解失眠的作用。不过艾灸还是要慎重一些，一般像手心这样多汗的地方我通常不会去灸，否则有了创伤不太容易收口。

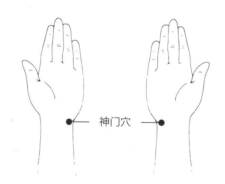

神门穴

用力按揉神门穴，有缓解失眠、心慌的作用

神门这个穴位在临床上用途是非常广的，它是心经的输穴、母穴和原穴，无论是心脏生理性的疾病还是情志方面的问题，如心慌心悸、情绪不稳、心神不宁、情志失常等，都可以按压神门来使心安定下来，缓

解症状。心的实证都可以在神门上做保健。

所谓实和虚，可以这么看。比如说我们的手，它有一定的力量和温度，当心跳很快的时候，身体就会过热，这个就是实证，可以用神门穴治疗。心虚就是没有力了，有气无力，脉搏也非常弱，这个就是虚证，可以用少海穴治疗。再比如说初发的经络痛，手臂内侧心经这条经络都特别痛，这个痛就是实证；如果疼痛时间久了一般会变成酸，时间再久就是麻了，酸和麻都是虚证，是不可以用神门来治疗的。

神门是心经的腧穴，凡是在心经气最旺的时候犯的症状，都可以通过神门穴来保健。前一段时间，我的朋友，一个广州的老干部给我打电话，自己不知道怎么了，近几个月，每到中午12点左右，就感觉浑身没劲儿、乏累、犯困，有的时候还头晕。我马上就问，过了1点是不是就会好点。他想了想说，还别说，他之前没注意过，确实一过1点，到了下午身上就感觉舒服多了。于是我让他每到中午身体不舒服的时候就按压自己的神门穴，果然一周后他再打电话过来，说身体好多了。

神门穴还是心经的原穴，所以多按揉神门穴对治疗心脏性、冠心病、心绞痛等心脏疾病大有益处。而且它还是一个止抽的要穴，如果有癫痫，也可以按揉或者艾灸这个穴位来保健。平时在神门穴上保健很简单，掐着不动3～5分钟就可以。

手臂酸麻补心经，记得多按少海穴

上一篇我们知道了心出现实证的时候要按神门穴，那么虚证该怎么办呢？这个时候就得按少海穴了。神门属土，是心经的子穴，少海穴属水，按说不是心经的母穴（木生火，心经母穴应属木，为指尖的少冲穴），那么为什么少海穴不是心经的母穴，却有心经母穴的保健功效呢？下面我来跟大家详细说一说。

先说一下少海穴的位置。少海穴在肘横纹边这个点上，为心经的

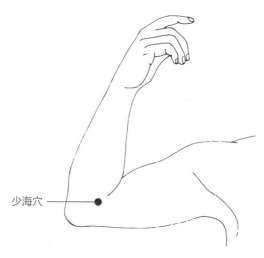

少海穴

按揉少海穴，可以给心滋阴降火，使其水火相济

合穴，五行属水，心经属火，我们知道水克火，因此，多揉少海穴可以引水如火，降一下过旺的心火。所以，点按少海穴可以起到滋阴降火的作用，达到水火相济的目的。要是有心肾不交、失眠、烦躁、盗汗之类的问题，也可以按揉少海穴。

大家试着沿手臂捏捏自己的心经，稍微用点力，看看是痛、是酸还是麻，一般来说病情的发展是这样的：病在开始的时候表现出的是痛，这个时候都是实证。时间一长，痛就会变成酸。这个估计很多人也有经验，气血不足的人，做按摩的时候会觉得这也酸、那也酸，这个时候就变成虚证了，需要补。再往下发展就是麻了，就是按摩后有麻木感，发展到麻的阶段，病相对而言就比较难治了，虽然比较复杂，但是在治疗上也还是以补为主。

心是否有虚证，除了经络上的酸麻，还可以通过面色来判断。在前面我也说过，"心其华在面"。**看看一个人的脸色就可以判断他到底是实证还是虚证。当人的脸色特别红的时候，一般都是实证；而脸色发白，没有血色就是虚证，可以按揉少海穴来补补心血和心气。**

在这里再跟大家简单说一下，如何用按摩的手法补泻。在中医里，单数是阳为补，双数是阴偏泻。其实还有一个原则，就是顺着经络按摩是补，逆着经络是泻。用于补泻治疗疾病的虚证的时候，有一个技巧就是顺时针按揉9次，再逆时针6次。这样就是补。同样的道理，顺着经络按摩6次，再逆着9次就是泻，是用于治疗虚证的。

怎么算顺着经气呢？心经和心包经经气的走向都是从上到下，从大臂到手指的。比如说按摩左臂的少海穴可以先顺时针9次，再逆时针6次，再顺时针9次，逆时针6次，这样往复循环，按摩几遍就行了。补对了，身体会越来越好。要是自己按摩以后，脸色越来越苍白，还睡不着觉，那就是补错了方向，得改回来才行。

排毒去心火，
多揉少府穴

　　少府穴特别好找，大家把手指轻轻握拳，小指按着的地方就是少府穴，这个穴位也正好位于掌心横纹上。少府穴是心经的荥穴，五行属火，心经也是属火的，它们的属性相同，所以少府穴又是心经的本穴。在这个穴位上可补可泻，用处非常广，治症也特别多。

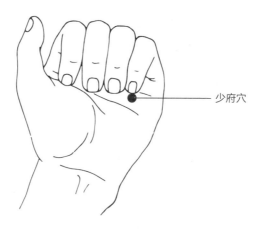

少府穴

少府穴是心的本穴，可对应诸多与心相关的病症

　　少，是指手少阴心经；府，是指心；少府，就是心之府。少府可以治疗和缓解原发性心脏病、先天心脏病，有这样问题的人，平时可以有意识多揉揉少府穴。少府穴还是心脏病的急救大穴，心脏骤停的时候，

可以按少府穴进行急救。

关于与心脏相关疾病的急救再多说一点，除了少府穴，也可以按点关元、巨阙来强健心脏的力量，这个在后面我还会介绍到。再有就是晕倒的时候可以掐人中，相信大家在电视上也看过，他们给晕倒的人掐人中，人就醒过来了。人中为任督二脉的交汇点，掐此穴可以交通阴阳，所以急救效果特别好。最后一个方法就是十宣放血，十宣就是十个手指头，在十指指尖放血也可以进行急救，特别是对高血压导致的晕倒效果特别好。

少府穴清心泻火的功效特别强，对心火过旺所引起的口舌生疮、夜不能寐、面红目赤、小便黄赤等症状都有很好的缓解作用。掐掐它就相当于吃了很好的泻心火的药物，安全有效，还不花钱。

按摩少府穴的方法也很简单，用大拇指点在少府穴上，用于保健的时候，每穴点揉3分钟就可以了；用于急救时用力掐1分钟就行；用于泻心火的话，就得多点按一会儿，每次每穴至少得5分钟。在这里提醒大家的是，如果上火了，在点按穴位的同时，要对症选择一些食疗方法或者服用一些药物，效果会更好。在养心保健的时候，记得用多种方法配合使用。

情绪激动易伤心，
"灵道""通里"消消气

　　一般在一条经络上，位置挨得很近的穴位对应治疗的病症都差不多。在心经上，灵道穴和通里穴距离很近，功效也很近，按摩的时候可以将两个穴位视为一组，一起按摩。

　　先说说灵道，灵道穴距掌横纹1.5寸处，位于两筋之间。主要作用就是调节人的情志和心区附近的疾病。凡是跟情志有关的病，比如癫痫、癔症、抑郁症等，都可以多揉灵道穴。灵道穴还有一个重要的功效就是止抽，多按揉它可以预防癫痫发作时的全身抽搐。

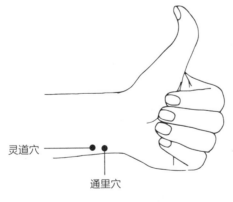

灵道穴

通里穴

凡是和情志有关的病，都可以
常常按摩灵道穴和通里穴

通里穴在前臂掌侧，当尺侧腕屈肌腱的桡侧缘，腕横纹上1寸处，和灵道穴只有0.5寸的距离。通里穴可沟通身心，让经气汇通整个经络，有清热安神，通经活络的功效，对心悸怔忡、心动过缓、心绞痛都有很好的治疗效果。

通里穴和灵道穴配合使用，还有很多个儿的功效。曾经有人在网上给我邮件，说自己动不动就累，爱犯困，特别是饭后，困得不行，什么事都干不了，生活受到了严重的影响，他问我这是怎么回事，该怎么办。我告诉他，他的病在少阴，就是指心经和肾经这两条经上的病。早在《伤寒论》上就记载过："少阴之为病，但欲寐也。"**少阴有病，人就会表现出嗜睡、心气不足、无精打采。这个时候，可以多揉揉通里和灵道，能补足心气，同时让心血运行通畅，揉的时候缓缓地揉，不要用太大的力，缓缓地揉就是补，补足了心气心血，身体自然也就好多了。**

此外，这两个穴位对因惊吓或者情绪激动造成的失语也特别管用。去年夏天，有一个周末的早上，当时我正在家里休息，一个老朋友打电话，说让我赶紧过去一下。我一听就知道有人病了，就带着医药箱往他家里赶。因为我们住的地方离得不远，十几分钟我就到他家里了。原来是他的母亲和妻子拌嘴以后失语了，半天都没讲出来话。原来我朋友的母亲和妻子都是那种性格比较强势、不会退让的人，她们之间时常有矛盾。就在当天早上，她们婆媳两个又因为生活琐事吵起来了，吵了一会儿，老太太不说话了。他们一家都以为停战了，就没有在意，谁知老太太到了下午还是说不出话来，朋友无奈之下就把我叫过去了。

问明情况后，我让老太太伸出左手，先给她转了转手腕，然后同时按她的通里穴和灵道穴一共8分钟，果然不出我所料，老太太就能说话了。人在极端的情志刺激下，或者受到惊吓的时候，按通里穴和灵道穴，就可以让人恢复正常的语言功能。

情志导致的问题，当然得从情志上调理。按摩灵道穴和通里穴具有清心宁神的作用，可以打通瘀滞、疏通经脉，恢复人正常的语言功能。按摩穴位的作用主要就是通经活络，所以，在按摩的时候不要墨守成规，除了灵道穴和通里穴，还有很多穴位都挨得近，治症又相似，大家没有必要分得那么清，大致的位置找到就可以了。按摩这两个穴位的时候，我都习惯一起按摩，平时保健按揉3～5分钟，要是舌头僵住不能讲话，那得多按一会儿才行。

心脏病急救，
赶紧用郄门穴

郄门穴在前臂掌侧，腕横纹上5寸处，位于两筋之间。"郄"的意思是"深的孔穴"，所以，这个穴位是比较深的。郄门穴是心包经上的郄穴，是各经经气深聚的部位，其镇痛、消炎和急救的效果都特别好，我在临床上主要用它来急救。

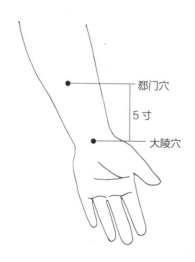

郄门穴可用于
心脏病急救

关于用这个穴位急救，有一件事情我的印象非常深刻。记得有一次我外出出差，在飞机上一位70多岁的老人心绞痛犯了，他捂着胸口直出冷汗，引起了阵阵慌乱。我赶紧走到他面前，将他左衣袖推上去，按住他的郄门穴，同时微微转动他的左手腕。过了2～3分钟的样子，他慢慢长出了一口气，感觉恢复了过来，后来全身就放松下来了，脸也不发白了。他对我连连道谢，很多围观的人也连连赞叹中医的神奇。看到人恢复过来后，我也感觉很高兴，有技术在手，路见不平也可以及时相救，在这里我将这个方法写出来教给大家，希望有机会大家也能一展身手，帮助他人的同时，也给自己积福。

　　急救的关键就是一定要强刺激到郄门穴。由于此穴位置比较深，平时可能会揉不到，在这里教给大家一个技巧，揉的时候转转手腕，转手腕时先微微握拳，然后捏住这个穴位，沿顺时针方向转，这样就可以有效刺激到这个穴位了。冠心病、心绞痛发作的时候揉揉这个穴位，可以很快就缓解心脏的不适症状，也能给去医院救治赢来不少时间。

　　当然，除了自己按压穴位，刮痧、拔罐都是可以的。我有一个朋友是京剧艺术家，平时身体还是挺不错的，只是稍微有点心律不齐的问题。

　　有一次，他去一家中医按摩店进行保健，刮痧师傅听说他有心率不齐的问题后，主动提出来给他的手臂内侧刮痧。当时就在他的手臂上刮出一条明显的痧，尤其是小臂上有一块地方，出痧特别厚重。

　　他心里犯了嘀咕，就来找我给他看看。我一看，发现出痧最多的就是在郄门穴这个位置上，就问他刮痧以后是不是觉得心里亮堂了不少。朋友点头称是，说以前除了心率稍微有点不齐之外，有的时候还感觉心里闷闷的，现在经我提醒，他确实感觉心里比以前舒服了不少。我再一按他郄门穴的位置，他还是觉得很痛。我就告诉他，这个地方对他的病是很管用的，但是这一次刮痧还没有根除他的疾病，还得再接再厉，下周等痧退了以后来找我，我可是免费服务的。他说下周他还真不能来，得出国演出，问我以后再来可不可以。我说其实也不是不行，只是一鼓作气把病除了根更好。于是，我给他推荐了真空罐，让他等到刮的痧退了以后，在此处留罐30分钟，起到的效果是一样的。一周以后再拔罐一次，巩固一下疗效。

两个月后他从国外演出归来，看起来容光焕发。他告诉我说，听了我的话，又拔罐三次，现在觉得身体特别好，再也没有心区不适的感觉了，每天都有使不完的劲儿。

在这里提醒大家，要是**遇到刮痧或拔罐以后留下印记特别严重的地方，一定要把这个地方重点记住，并且坚持打通**，采用各种保健方法都可以，这样，自己的身体健康状况会更上一层楼的。

胃、心、胸有问题，
内关、公孙联合来保健

　　内关穴在心包经上，在腕横纹上2寸，位于两筋之间。内关穴有宁心安神、理气止痛、和胃降逆的作用。临床上我通常会和公孙穴（在足内侧缘，当第一跖骨基底的前下方，赤白肉际处）配合使用，主治一切胃、心、胸的疾病。内关穴偏重于通，有恶心、呕吐、心律失常的时候，都可以揉内关穴。注意，如果身体特别虚弱，气血严重不足，就不要经常刺激内关穴了，否则反而会加速气血消耗。

　　先说说内关穴，内关穴具有双向调节的作用：低血压的可以升高血压，高血压的可以降血压；可以催吐，也可以止吐。比如说晕车时，手上又没有塑料袋，那么可以使劲儿按压内关穴，同时心里默念："我不要吐！我不要吐！"这样就不会吐出来了。要是食物中毒了，胃肠道不舒服，又没有腹泻，这个时候想催吐的话，同样也可以按压内关穴，同时心里默念："我想吐！我想吐！"，一般过不了多久，就会把吃进去的脏东西吐出来。按压的时候可以遵循男左女右的习惯，也可以都按左手，一般来说我自己比较偏好按左手治疗。

　　另外，打嗝的时候，用手按按内关穴也可以很快止嗝。打嗝属于胃气上逆，"脾主升清，胃主降浊"，在正常情况下胃气应该是向下的，

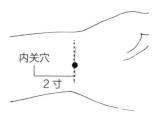

内关穴

2寸

心中有淤堵就要疏通，
按摩内关穴效果很好

但若胃气不降反升，浊气上泛，就会产生呃逆等病症。

曾经有个病人，年轻的时候冬天里受了寒，后来就经常打嗝。特别是天气冷的时候，打起来没完没了，症状很严重，就来问我有没有好的方法补救。我想了想，就让他在打嗝的时候按揉内关穴。后来他仅仅靠按压内关穴就治好了自己快三十年的老毛病，还特意找我当面感谢。

通常我用内关穴的时候，都会配合公孙穴，它们两个的配伍可是有大的讲究的。我们所有胃、心、胸方面的疾病，比如说如长年气喘、胃病、心脏病，都可以通过按摩这两个穴位来解决问题。

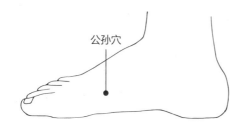

公孙穴

按摩内关穴疏通心气的
同时，还可以配合按摩
公孙穴

前几天有一个人来到我这里的时候，气喘得非常厉害，都讲不出话来，我就在他的公孙穴和内关穴上各下了一针，还没有5分钟，他的气喘就好多了，我才可以问他病情，然后对症治疗了。同样的，当一个人心脏痛或者胃痛时，用公孙穴和内关穴都可以达到立竿见影的效果。有这类问题导致身体不舒服的时候，在双手双脚的内关穴和公孙穴上各按压5分钟，感觉有酸胀感即可，可以很快缓解病情。

补心除寒凉，
常揉劳宫穴

　　手轻握拳，中指指尖所到的地方就是劳宫穴。从解剖学来看，劳宫穴恰在整个手掌的正中间。在推拿学里，手心内的是内劳宫，按揉内劳宫200～300下可以起到泻心火、除烦躁的作用；在手背上一样位置的是外劳宫，每天揉外劳宫300下可以起到健脾胃、去寒邪的作用。

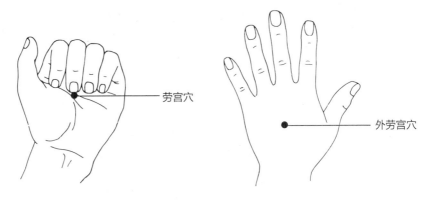

劳宫穴（内劳宫和外劳宫）可以健脾胃、去寒邪，补心效果极佳

　　劳宫穴的用处是极广的，其补心的功效极佳，且见效速度非常快。**要是遇到晕针、晕血或者刮痧时出现头晕、恶心等不适症状的时候，都可以按揉劳宫穴。**

　　记得前几个月有一天，一个经常来我这边看诊的老干部介绍他儿子来我这里看颈椎病。我当即准备用针灸的方法来治疗，可是因为这个小伙子第一次扎针，心里紧张，结果出现了头晕恶心、身上发凉的晕针症状。我赶紧停了针，然后揉了他的劳宫穴2分钟，他就缓过来了。我也没有再给他继续扎针，改用拔罐了，很快就缓解了他的颈椎疼痛。人一旦产生晕针，或者吃药晕药以后，不要害怕，揉揉劳宫穴可以很快缓解。而且，在中医里还有这样的说法，就是越晕针或者晕药，那么治疗效果往往越好，所以大家大可放心，通常不是你的体质不适合这样治疗，反而是这样的治疗对你更有效。

其实，劳宫穴的功效远不止这样。比如大家在遇到大的场面或者重要的时刻，像面试、考试的时候，往往都"淡定"不起来，非常容易心跳加速，紧张得说不出话来，有的人甚至脑子里会一片空白。这个时候，大家就可以多掐掐劳宫穴，同时进行深呼吸，过一会儿，你会发现自己的心平静下来了，元神也归位了，紧张不适感去了一大半。不过，掐劳宫穴的时候悠着点，把手心掐破了皮反而不好。劳宫穴补心的作用非常强，要是运动过量身体感觉虚了、气喘无力，或者中暑、晕车时头昏脑涨，多揉揉劳宫穴就能迅速补充心血和体能，改善不适的症状。

我们在受了寒、肚子疼的时候都知道摊开手用手心捂着肚子，捂一会儿身体就会好转，就是因为位于手心的劳宫穴是属火的，用手心捂的过程也是传递热和阳气的过程，自然能够驱除寒冷。

我前面讲过，现在的人往往阳气不足，像一些女孩子痛经，或者是男士经常起夜，多多少少都和身体虚寒有关。这样的人每天晚上睡觉的时候可以将双手搓热，然后用劳宫穴按摩自己的小腹，顺时针100次，逆时针100次。长期坚持下去，手掌之火会传递到身体了，慢慢地便会提升身体的阳气，改善自己阳虚的症状。

宽心静气除心火，
首选按揉膻中穴

膻中穴在两胸正中点，是心包经的募穴，即心包经经气聚集之处，同时也是八大会穴中的气会，凡和气有关的疾病如气虚、气滞等，都可以用它来调治。

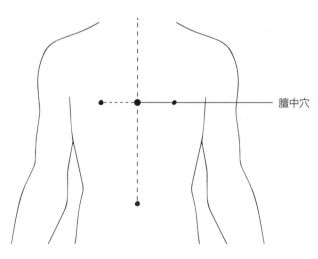

膻中穴

凡是和气有关的疾病，都可以用膻中穴来调养

膻中穴是一身之气交汇的地方，经常按揉能宽胸理气、除心火。判断一个人有没有心火很简单，点按一下他的膻中穴就可以了，心火大的人此处往往痛不可触。除了判断有没有心火，任何气郁的人膻中穴的位

置都会特别敏感，点按膻中穴可以调节一身之气，气顺了，气郁、心火大等问题就都没有了。

我们常常会看到这样的现象，有的人受了刺激，生气了，往往捶胸顿足。大家不要以为生气的人捶胸顿足是太过夸张。人如果气机不畅，身体的气上不来、下不去，会堵在膻中穴，气行则血行，气滞则血瘀，气不动了心脏供血不足，这时候心区会特别憋闷，人也非常难受。此时，使劲揉揉膻中穴，可以让气机流动恢复顺畅。气为血之母，气通了，血也跟着恢复正常的流动了，心肌供血充足了，身体也就自然恢复正常了。

按揉膻中穴的时候要稍微多使点劲，每次揉200~300下。在临床上我发现，心火特别旺或者体内气特别不顺的人，膻中穴都不让碰，一碰就疼得要命。这样的人最需要按揉膻中穴，但是就是这样的人，膻中穴一经点按，因为过于疼痛，所以很多人就下不去手，无法点按膻中穴。

我认识的一个大姐就是这样的，这个大姐的丈夫是海员，成年在外，她和婆婆、女儿一起住。由于她们婆媳关系并不好，经常吵架，女儿又进入青春叛逆期，不爱学习，这个大姐每天生活得很抑郁，是典型的气滞气郁。我让她按揉膻中穴的时候，她说自己死活下不去手，后来我就想到了在此处拔罐来代替按揉。

我让她用小号的真空罐，每天晚上8~9点在此处拔罐15分钟，坚持一个礼拜。后来她告诉我有一次她拔罐看起电视忘了时间，1小时过去后，发现罐里有好多瘀血和黏液，问我是不是拔得太狠了，需不需要用点药。我就问她现在感觉怎么样，穴位还特别敏感吗。她说现在感觉很舒服，膻中穴这个地方也不刺痛了，稍微有点皮肉的痛，不再痛得不敢揉了。

我就告诉她，其实有一种拔罐的方法叫作根治性拔罐疗法，以留重罐，也就是长时间留罐的拔罐疗法。通常留罐时间久了，拔出来的都是对身体有害无利的垃圾，所以不用害怕。我之所以不太会推荐大家进行这样的疗法，都是出于健康和皮肤美观的考虑，要是身体允许的话，多留一会儿罐，比如说半小时，也是可以的。当然，一般来说为了保健，一次拔罐10~15分钟就可以了。

说到拔罐，在这里再多讲几句，找我治过病或者看过关于我治病报道的人，应该都知道我比较喜欢给病人拔罐，而且是在传统拔罐的技术上加上了自己一点小小的创新，也就是我的拔罐集刮痧、按摩、火罐于一体。

我的方法是这样的：就像锻炼前要热身一样，一般我拔罐前先闪罐将皮肤吸致微红，主要是为了刺激一下皮肤，给它释放一下，皮肤才能"醒"。皮肤"醒"后，进行留罐和定罐，3~5分钟后再走罐。走罐类似刮痧，一套动作下来可以吸拔风、寒、暑、湿，让体内的"毒气"排出。有拔罐基础的人也可以按照我的方式给自己拔罐，效果都非常好。

不过用于家庭保健，我推荐大家购买真空罐。一套下来也就几十块钱，可以用很长时间，主要靠抽真空来产生负压力，操作简单又安全。建议每个家庭都备一套，没事的时候在背部或其他部位拔拔罐，身体就会轻松不少。

要想宽胸理气，
点按巨阙效果好

　　巨阙穴位于上腹部的前正中线上，肚脐上6寸。可以这么找，在膻中穴下有一个心蔽骨，就是胸骨中线和上腹相交的地方，心蔽骨和肚脐正中间是中脘穴，中脘穴与心蔽骨的正中就是巨阙穴。

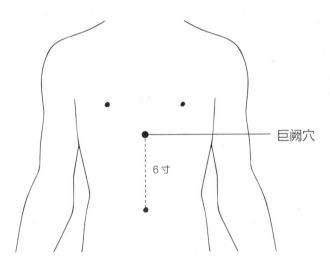

巨阙穴是心之募穴（募穴就是精气汇聚和开口的地方），凡是脏腑受邪均可用其调养

　　巨阙穴有一个比较实用的功能，就是可以治疗老年人饭后的反酸、打嗝等胃部不适。中医认为，胃主通降，以通为和、以降为顺。老年人

由于体质较弱，若饮食不注意或情绪波动，非常容易引起胃气上逆，出现饭后反酸、打嗝的现象。**由于巨阙穴是心之募穴，刺激巨阙穴，可以使清气上升、浊气下降，对于治疗胃肠疾病有很好的疗效，每次点按巨阙穴10分钟就可以起效了。**要是配合内关穴使用，效果会更好。

巨阙穴还可以治疗人中风后的情绪多变。家里有中风病人的都知道，人在中风以后不仅会出现偏瘫、嘴角歪斜、语言障碍的问题，他们的情绪也非常多变，特别容易大笑不止或者失声痛哭。如果有这样的情况，家人就要经常帮患者按揉巨阙穴，只要坚持下去，症状就会有好转。

按揉巨阙穴之所以能够控制中风者的情绪，是因为巨阙穴可以将来自胸腹部的湿热水汽全部输送到心经上。因此，按摩巨阙穴可以宽胸理气，治疗胸闷、情绪多变、过于激动等。在这里多说一句，高血压者是中风的高危人群，家里要是有人有高血压，可一定得控制好情绪，平时也要多揉揉巨阙穴，避免心情的大起大落，否则特别容易出现中风。

我们知道心与小肠互为表里，而关元穴是小肠经的募穴，在针灸上，巨阙穴和关元穴配合起来，可以治疗心脏疾病，像心悸、胸闷、胸痛等，都可以按揉这两个穴位来治疗。特别是对胸痛，治疗效果是立竿见影的。

曾经有一个病人由于动脉血管堵塞，胸痛得很厉害，多方医治无效后，慕名来找我。我简单问了一下，就在他的巨阙穴和关元穴上给他下了两针，当场痛就减轻了一大半，后来我又配合其他治疗方法，彻底解决了他的问题。在这里想告诉大家的是，**如果大家有胸闷、胸痛等心区不适，可以稍稍用力，点按自己的巨阙穴和关元穴，通常效果都很好。**

由于巨阙穴是心之气汇聚的地方，所以怀孕的人即使有心区不适，最好也不要按压此处，否则气会往上冲，孕妇容易晕倒，甚至有流产的危险。

常灸关元穴，
癌症远离你

关元穴在脐下3寸处，说到3寸，腹部的寸和身体上其他地方稍微有点不一样，因为很多人的腹部并不是平的，多多少少都有点小肚腩，要是有大的啤酒肚，再用手指去丈量就更不准了，所以，要找关元穴的位置，把从肚脐到下面耻骨的距离平均分成五份，关元穴就在这个连线上距肚脐下3/5的位置。

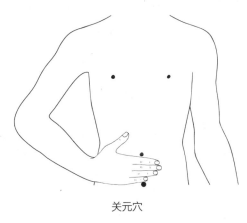

关元穴

艾灸关元穴，癌症远离你

关元穴为"男子藏精，女子蓄血"之处，此穴同时为任脉穴位、小肠募穴和足三条阴经的会穴，所以对足三阴、小肠、任脉这些经行部位发生的病都有疗效，有培元气、补肾气、暖下元的作用，还有一个很重要的作用就是预防癌症。现在很多人谈癌色变，其实防癌很简单，常灸一灸关元穴，可以让人一辈子远离癌症。

关元是气降下去累积的地方，**每年的夏秋之交艾灸关元穴，就可以强身健体，预防心血管疾病甚至癌症的发生。**

我们知道，冬天太冷的话会把室外的水管冻裂。一样的道理，太冷的话血管也会破裂，不仅仅是因为血脂太稠，还是因为身体太寒，不能把这些"垃圾"冲刷掉。而身体火力强了，人的手脚热了，自然能够把对身体有害的物质搬运走或者消灭掉，人也就不会得疾病。

因为心与小肠互为表里，心之火热可以下移小肠。我们知道，身体的热是由于心脏搏动产生的，可以这么说，手掌的热度和心有关，脚上的温度和小肠的热有关。心脏搏动产生的热，受到肺的影响，热力往下走，余热才往手掌走，手才会热。心火下移小肠，小肠的热往脚上面，小肠热度足够，热气才会往下沉到脚。小肠热度不够，脚就是冷的。

通过艾灸关元穴，可以直接给小肠提供热量，这个热量导到脚上以后，脚就热了。其实并不是因为脚热才不得癌症的，而是脚热代表心与小肠的功能都是很正常的。君主清明，小肠受盛之官功能良好，身体能够正常分清泌浊，各项生命活动也能正常有序地进行，何来癌症之忧！

很多时候灸关元穴有立竿见影的功效，比如说痛经或者夏天泌尿系统感染引起的小便疼痛，灸一灸关元穴，热气一达到腹部，身体就不痛了。有一些人因为过度消耗，身体已经很受损伤了，艾灸关元穴同样也是有用的。

灸关元穴可以每天艾灸30分钟，也可以在夏秋之交选出一个月的时间，每天艾灸1小时。长期坚持下去，身体会越来越好，百病不生。

养心之命脉，
贵在神阙穴

神阙穴就是肚脐眼，位于任脉。神，是元神；阙，是君主所居住的宫城的门；神阙，就是元神的门户。激发元气和元神，就要到它们的宫殿去找到它们，这个地方就是"神阙"。

小孩儿在没出生的时候就是靠着脐带从母体里吸收营养成长的。神阙穴内连着人身的真阳、真气，能大补阳气。此穴还是任、带、冲三脉之交，联系五脏六腑。**合理利用神阙穴，还可以从生命的源头上激发自身的元神和元气。**如何才算合理利用神阙穴呢？在这里介绍两种方法。

第一个是压脐，就是用手掌按压肚脐，也就是神阙穴。压脐的时候一定要把意念集中在神阙穴上。具体方法是，按压时手掌心压在肚脐眼上，不需要进行任何揉动，只要根据自己的感觉调整一下按压的力度就可以了。按压以自己舒适为好，如果感觉压得太紧就放一放，如果感到太松了，就再加点劲。

按压时要平心静气，要是思维太过繁杂，压脐的时候也无法静下心来。大家可以在压脐时通过调整呼吸的方法将意念集中。将呼吸放缓，静静聆听自己的呼吸，意念自然就慢慢集中了。每天睡前按压

15～20分钟即可。随着一呼一吸，我们身体的元气会慢慢升起，充溢到筋骨、肌肉、经络和五脏六腑之中，改善一切原因导致的虚证。

这个方法简单实用，我向很多人都推荐过，但是我发现老年人用了以后，改善自己健康的效果最好。按理说应该是岁数越小，底子越好，改善作用也就越大，后来我发现，之所以是老年人受益，是因为老年人坚持得最好，很多年轻人三天打鱼两天晒网，做几天就忘了，往往半途而废，所以收效也就不怎么好。

第二个保健神阙穴的方法是艾灸。方法也很简单的：买一个陈艾条，在神阙上放一个姜片，点上艾条，然后距离姜片2～3厘米用艾条熏灸就行了，一般每次艾灸30分钟就可以了。

艾草是纯阳之物，坚持艾灸能够给身体源源不断地补充阳气，解决各种阳虚症状。艾灸的时候我都让人隔姜灸，这是因为加了生姜，其辛温之气可入人体，这样升阳祛寒的效果就非常好。艾灸的时候会感觉身体暖暖的，非常舒服，在一年四季都可以用这个方法来保健。

在神阙做艾灸，不得不提一下隔盐灸，治腹泻效果特别好。我的一个病人夏天食物中毒，上吐下泻，服用止泻药也不见好转。她打电话问我怎么办，我让她赶紧喝点加了糖和盐的水来补充能量和电解质，然后用铁锅炒50克盐，等盐晾凉以后，取少许放在她肚脐里，然后用艾条在上面熏灸，灸了20分钟的样子，腹泻就止住了。隔盐灸治腹泻时用的盐最好是炒过的，这样效果更好。

很多人不喜欢艾灸时产生的烟味，于是就喜欢用无烟的艾条。我不建议大家用无烟的艾条。其实，艾灸时产生的烟也是有一定的保健功效的，而且艾条在无烟化处理的时候，很多对人体有用的部分都挥发掉了。总的来说，**无烟艾条的保健功能没有有烟的好，所以大家要是能接**

受艾灸的烟气，最好用有烟的艾条。

最后再啰唆一句，大家，特别是年轻的女孩子，在穿衣的时候一定要注意腹部的保暖。平时大家一定要多艾灸，多补充热量。神阙受寒了可是伤了元神之府，身体各种不适症状都会接踵而至。

养心保心，
按摩脚底

　　最后一节不给大家介绍穴位了，我给大家说一下养心保心，从脚底按摩的方法。学过生物学的人应该都了解生物全息理论，这说的是人体的每一个细胞都包含了我们生命的全部基因。其实，不仅细胞如此，我们身上每个部位也都包含了身体全部的信息，像耳朵、手、脚上都有身体全部的反射区，在这里我说的就是脚底反射区。

　　我们身体所有的器官、腺体，均在脚底有相应的反射区，刺激相应的区域，就相当于按摩相应的脏器。穴位相对比较小，不好辨认，但是在脚底，基本上全部都是保健的要地，操作起来非常方便。

　　因为脚离心脏最远，所以脚底的血液循环比较容易迟滞，一旦身体出现疾病的苗头，脚会最早表现出来。比如说阳虚的人先会脚冷；血液循环不顺畅的人，脚就会先肿起来。同样，按摩脚底可以起到对健康远程操控的作用，人只要把脚底下的线控制好了，心和其他脏腑就会被保养得很好，人也就会健健康康，无疾病之忧。

第七章

吃对喝对，『心情』自然好

食物有寒热之分，养心功效大不同

　　不管食物还是药材都有寒有热，性味不同。所以同样的东西，有的人吃了以后身心舒泰，能促进身体健康，但有的人吃与不吃没有什么两样，还有一部分人吃了以后身体反而更糟糕了。这都是没有弄清自己的体质，也没有注意食物的寒热。在选择食物之前，如果弄清楚自己的体质，看明白食物的寒热，然后选择最适合自己的食物，取食物之长，补己之短，何愁身体会不健康呢？

　　体质大致上可以分为偏寒、偏热和平和三大类，我把主要的特点总结了一下，读者朋友们可以对号入座，看看自己的体质属于哪一种。

　　体质偏寒：体质偏寒的人性格内向，喜静少动，精力偏弱，动作迟缓，容易疲劳。体型往往适中或偏胖。外表上面色苍白，唇舌偏白、偏淡，怕冷，四肢发凉，小便清长，大便溏泻，消化功能不佳。

　　体质偏寒的人多是阳气不足，阳虚则寒。适当可以多吃性平、性温的食物，少吃过于寒凉的食物。如今体质偏寒的人最多，这样的人群在冬天需要多加进补温热的食物，来改善体内的寒凉状态。而最佳的调节体质的时间是夏季，此时心火当令，最适合用饮食及物理的方法，来给体质纠偏，达到阴阳平和的状态。

体质偏热：体质偏热的人性格较外向，喜动少静，烦躁不安，精力亢盛。体型一般偏瘦。外表上面色发红，舌质红，苔干黄，口渴喜冷饮，尿少而赤，大便秘结，脉洪大而数，容易上火，上火易嘴角生疮、咽干、心烦、失眠。

体质偏热的人适宜吃性平、凉的食物，适当吃些性温、寒的食物，少吃性热的食物。

需要注意的是，很多人都是暂时性的体质偏热，多是上火或者药物所致。这就要求在进食比较寒凉的食物给体质纠偏的时候，注意见好就收，不要一直吃寒凉的食物，否则体质就会转而偏寒。

体质平和：体质平和的人性格随和开朗，精力充沛，不易疲劳和生病。体型匀称、健壮。外表上面色、肤色润泽，目光有神，唇色红润，睡眠、胃口及大小便均较佳。

体质平和的人身体素质相对而言是最理想的，饮食禁忌不大，尽量多吃性平、温、凉的食物，不宜吃过多性寒和热的食物。

对于平和体质的人，由于阴阳调和，养生保健宜饮食调理，不需过于用药物纠正阴阳之偏正盛衰。饮食应清淡，五味调和，不宜有偏嗜。如过酸伤脾，过咸伤心，过甜伤肾，过辛伤肝，过苦伤肺。

说了体质的寒热，我们再来看看食物的寒热。大家都知道天天吃辣椒爱上火，天天喝绿豆汤会胃寒，食物按照其被人体进食后对身体的偏性影响依次分为寒、凉、平、温、热。

一般颜色偏绿，味苦、味酸，水生的植物都偏寒；颜色偏红，味甜、味辛，陆生的植物偏温；冬、夏季食物性寒；春、秋季食物性热。按照"寒者热之，热者寒之"的原则，体寒者宜食热性食物，体热者宜食凉性食物。寒凉性食物大都具有清热、泻火、解毒作用，常用于热性病证，如心火旺盛，要多食寒凉的食物泻心火。温热性食物大多具有温中、助阳、散寒等作用，心阳不足要多食温热的食物暖心阳。

如果食物的性质是介于"温"和"寒"中间，就叫作"平"性食物。平性食物最有健脾、开胃、补益身体的作用。性平的食物是所有人一年四季都可以进食的，它们的适用范围最广。

性寒的食物：适合热性体质

水果：西瓜、香蕉、猕猴桃、柚子、橘子、桑葚、柿子、菠萝、甘蔗、杨桃、甜瓜、香瓜。

动物性：螃蟹、牡蛎、蛤蜊。

植物性：西红柿、莲藕、白菜、慈姑、马齿苋、空心菜、竹笋、海带、紫菜、荸荠、芦笋、小米、绿豆、苦瓜、金针菇、决明子、西洋参、金银花、苦丁茶。

调料：盐。

性凉的食物：适合热性体质，适合上火的人适当多吃

水果：火龙果、梨、草莓。

动物性：鸭肉、鸭蛋、兔肉。

植物性：竹笋、菜花、菠菜、薏米、丝瓜、黄瓜、油菜、苋菜、芹菜、莲藕、芋头、茄子、白萝卜、空心菜、木耳、莴笋、菜花、豆制品、冬瓜、小麦、大麦、绿茶、菊花、薄荷、玉米。

性平的食物：适合各种体质

水果：百香果、柠檬、梅子、白果、无花果、李子、苹果、枇杷、葡萄、山竹。

动物性：牛奶、鲤鱼、鲳鱼、墨鱼、鸡蛋、猪肉、鲫鱼。

植物性：胡萝卜、白菜、蚕豆、豌豆、山药、土豆、蘑菇、粳米、大豆、红豆、花生、百合、玉米、红薯、西葫芦、芝麻、核桃。

调料：蜂蜜、白糖、冰糖。

性温的食物：适合偏寒性体质，也适合冬天进补

水果：芒果、荔枝、桃子、桂圆、金橘、樱桃、杏、大枣、石榴、木瓜。

动物性：牛肉、鸡肉、猪肝、鳝鱼、虾、扇贝、鲢鱼。

植物性：韭菜、南瓜、玫瑰、红茶、乌龙茶、板栗、扁豆、糯米。

调料：芥末、大蒜、大葱、酒、红糖。

性热的食物：适合寒性体质，其他人群尤其是爱上火的人不宜经常食用

水果：榴莲、黑枣。

动物性：羊肉、鹿肉。

调料：姜、辣椒、花椒、胡椒、肉桂、小茴香。

选择食物或者进补和时节也是有关系的。除了依据自己的体质外，饮食都必须和四季的更替保持一致，这样才能顺应自然环境、气候、地域的变化。其实老天爷已经给我们选择好了，最应季的食物得天地之滋养，对人来说也是再好不过的。

春季：阳气初生，宜食辛甘之品以发散，而不宜食酸收之味。宜食韭菜、香菜、豆豉、白萝卜、大枣、猪肉等。在春天要多吃性平的食物，多喝菊花茶，这样有利于舒肝明目，将春天的阳气升起来以后，人也不容易生病。

夏季：心火当令，适合选择一些凉性、寒性或泻火功能的食材，助肺以制心火，饮食宜清淡而不宜过于辛辣油腻。宜食菠菜、黄瓜、丝瓜、冬瓜、桃子、绿豆、鸡肉、鸭肉等。尤其是体热者更要注意，宜经常吃海带炖鸭肉，饮茶的话多喝绿茶。

秋季：干燥易伤津液，宜食性润之品以生津液，而不宜食辛散之品。吃一些银耳、梨、白扁豆、蚕豆、鸭肉、猪肉等都是很好的。汤水上银耳百合羹就是不错的选择，秋天多喝喝，可以滋阴润肺。

冬季：阳气衰微，用温性、热性或滋补的食材就再好不过了，故宜食温补之品以保护阳气，而不宜寒凉之品。宜食白菜、板栗、枣、黑豆、刀豆、羊肉等。尤其是寒性体质者，应以温补为原则，注重健体去寒，不要吃太凉的食物，如西瓜、西红柿、苦瓜等。

最好辨明体质再选择最适合自己的食物搭配，如果拿不准，那么选择性平的食物最稳妥不过。其实，性比较偏的食材是不是适合自己，吃一吃就会知道，身体是不会欺骗我们的。如果吃了以后身体很好，就继续食用。如果一种食物大家吃了都说好，但是自己吃了以后身体反而出现不适，那么也不用勉强自己继续吃下去了，毕竟我们能够选择的食材有千百种，何必单恋一枝花，和自己过不去呢！

五色五味对五脏，
味苦色红最养心

在中医里，食物除了分寒热外，还将其分为五味"甜、酸、苦、辣、咸"及五色"黄、青、红、白、黑"，并与五脏相对应。**味甜和色黄入脾，味酸和色青入肝，味苦和色红入心，味辣和色白入肺，味咸和色黑入肾。**

各个脏腑都有自己的偏好，如果身体哪个脏腑比较虚弱，可以适当根据这个脏腑的偏好，选一些它喜欢的食物或者药材，就可以滋养脏腑，帮助身体纠偏。适量吃些甜的食物如熟透的香蕉、色黄的小米，就可以调养脾胃；酸的食物如柠檬、酸杏，青色的食物如芹菜、菠菜利于调养肝胆；苦味的食材如苦瓜、苦丁茶，色红的食物如西红柿、红豆，擅长养心；花椒、葱等稍辣的食材和白萝卜、大米擅长养肺润肺；盐等咸味的食物和黑色的食物如黑豆、黑芝麻便于补肾养肾。

养生的根本在于养心。心为君主之官，五行属火，比较偏好味苦或色红的食物。红为火，入心，补气补血。故红色食物进入人体后可入心、入血，大多具有益气补血的功效。所以，要养心，红色食物最适当。

红色食物性味分布比较广，有热性的红辣椒、温性的樱桃、寒性的西瓜。其中偏温性的食材有红花、山楂、桑葚、大枣、牛肉、羊肉、荔枝、桂圆等，多半有补血、生血、活血及补阳的功效，所以较适用于偏寒体质和体虚的人，一般形体瘦弱、贫血、心悸、四肢冰冷的人经常吃一些再好不过。但西瓜、西红柿、草莓、柚子这些红色的食物就偏凉，对于心火亢盛、爱上火的人来说就最好了。

西方医学研究也发现，红色的食物一般具有极强的抗氧化性，富含番茄红素、丹宁酸等，可以增强身体免疫力，有抗癌、防衰老的保健功效。容易感冒的人多吃胡萝卜、大枣，就不容易感冒。血压高的人多吃红豆、西瓜、西红柿，可利尿降压，保护心血管。此外，红色食物还可大大增强人的心脏和气血功能。

红色食物中的大枣补血效果就非常好。都说"一日食三枣，青春永不老"，经常吃枣可以补气补血，提高免疫力。对于女性来说，经常用大枣煮粥，脸色会越来越红润。而小小的红山楂能活血化瘀，健胃醒脾，助消化、降血脂、降胆固醇，血脂高和肥胖的人都可以经常吃。

想要养心补心，就多喝喝二红茶，配方非常简单，只有大枣和山楂两味常见的食物。取干山楂片15克、去核大枣5枚，每天把这两样红色的东西泡水喝，可以养心气、补心血、化血瘀。心脏有问题或者是平时比较操劳易耗心血的人经常喝这个茶，就会发现自己的气色越来越好。

再来说说苦。我们都知道吃苦的食物能败火，苦味食物性寒、味苦，有清热泻火、止咳平喘、泻下等作用，能燥湿坚阴，平衡阴阳，具有除邪热、去污浊、清心明目、益气提神等诸多功效。

苦味食品中以蔬菜居多，如生菜、茴香、香菜、苦瓜、柚子、杏仁、莲子心等，适当吃都有利于去除人过多的火气。而像咖啡、茶叶、啤酒等苦味的食物，可让人提神醒脑，产生轻松愉快的感觉。

现代药理学研究发现，苦味食物含有蛋白质及大量维生素C，能提高身体的免疫功能，对各种癌症都有一定的防治作用。最佳的苦味食物当为苦瓜，它含有苦瓜苷和类胰岛素物质，具有良好的控血糖作用，不管是凉拌、快炒还是煲汤，都能达到很好的保健效果。苦荞中含有芦丁等活性成分，经常熬粥喝可以辅助治疗糖尿病、高血压等疾病。

一年四季都可适当吃些苦味食物，可入心经而降泄心火，心火去而神自安，对延年益寿大有益处。在夏季尤其要稍微多吃些，因为夏季心火当令，人容易火气过旺，也容易郁闷气恼，贪凉饮冷，脾胃失和。所以在燥热的时候吃些苦味食物，不仅能缓解由疲劳和烦闷带来的不良情绪，恢复体力，还能去暑除热，达到清心安神、健脾益胃的功效。

吃苦味食物虽然可以远离上火的烦恼，但苦味食物不可过食。中医认为，苦属阴，骨也属阴，气同则入，所以苦走骨，骨得苦，则阴更盛。因此，骨骼有病的人不宜吃太多苦味的食物，否则会加重与骨相关疾病的病情。我曾经有一个患者在夏天骨折了，我给他用针灸和汤药来治疗，但是他恢复比我预想的要慢得多。后来我一问才知道，他们家人觉得夏天要清火去热，天天吃苦瓜炒鸡蛋。吃"苦"太多，难怪骨折好得慢，后来停了苦瓜，康复速度就快多了。

所以，凡事都是相对的，苦养心，但过苦伤心。苦味食物一般性寒，也容易伤胃，所以本身脾胃虚寒的人和心阳不足的人就不宜吃太多苦味的食物，否则会加重身体寒凉的状态。苦味食物也容易化燥伤阴，损伤人体的阴液，身体湿热的人比较合适吃，但是本身阴虚的人就不要吃得太多了。特别是老年人，如果本身形体消瘦、手足心热、夜间盗汗，餐桌上就少点"苦"吧。

进补要得当，
补过了可喝绿豆汤

　　如今大家的健康意识都有所提高，都知道要好好保养身体。很多人会选择吃补品，而且是什么补吃什么，什么贵吃什么，虽然适当的进补自然有利于身体健康，但是要掌握一个度，过了这个度，反而对身体不利。

　　去年秋天，一位老朋友请我去他家做客，正在聊天时他就突然开始流鼻血。幸好我有个习惯，就是随身带着针包，于是赶紧在他的上臂扎了一针，把他的鼻血止住了。他告诉我，秋冬天气干燥，他经常流鼻血，过了秋冬就好了。我看他口干舌燥，脸色发红，就觉得不仅是天气干燥的原因。再一问才知道，他每年一到立秋后就迫不及待地开始进补，吃得太补了身体受不了，血热妄行，就容易流鼻血。

　　合理进补可以弥补身体的过度消耗，增强免疫力。但若不恰当地过度进补，除了会加重脾胃负担，出现包括腹胀、厌食、腹痛、腹泻等症状在内的消化功能紊乱，还会导致失眠、流鼻血等不良后果。

　　进补一定要根据自己的身体状况，缺什么、补什么才能事半功倍。吃补品前一定要判断自己的寒热虚实状况，如果寒热都判断不准确，进补的方法、药材或者食材也很难选择准确。再来就是虚实，如今虚证多，但虚证又有阴虚、阳虚、气虚、血虚之分，找准原因进补会改善虚证，但要是不对症的话，很容易"火上加油"，或者"雪上加霜"。

再就是用量的问题，任何补药服用过量都有害。认为补品"有病治病，无病强身"，别人吃什么，自己也跟着买了吃，这是不明智之举。认为补药多多益善的更是大错特错，比如过量服用参茸类补品，可引起腹胀，不思饮食。所以，进补一定要看看自己的承受能力。我年轻时，有一段时间常常以身试药，有一次服用黄芪的量稍微多了一点，补气补太足了，气冲到脑袋上，一整天都头晕晕的，觉得脚都着不了地。

补品到底是否适合自己和最适合自己的量是多少，身体都会告诉你。可以先按照一般的量来进补，如果出现口臭、咽痛甚至流鼻血等症状，就要看看补品是不是适合自己。如果这种补品不适合自己，那么就要停止进补；如果是对症选择的，那就有可能是自己用的量太大了，要在现有的基础上减量进补；要是吃了一段补品之后身体状态很好，那么就是已经找到最适合自己的东西了，可以坚持下去。

进补要因时、因地、因人制宜。就拿季节来说，在冬天，温度低，人活动也少，吃进去的补品能够慢慢消耗，不容易随着汗液或尿液等排出体外，营养能够慢慢被身体吸收，发挥的功效也最好。而夏天，心火当令，吃进去的食物代谢得快，营养物质来不及被吸收就被排出体外了。而且此时身体的火本来就旺，再一直吃补品，就很容易出现口疮、小便干涩、口干舌燥的症状。

如果是吃补药补过了头可以喝绿豆汤来缓解不适症状。绿豆汤具有消暑、解毒的作用，绿豆的清热之力在皮，解毒之功在里。因此，如果只是想消暑，就不要煮太长时间，约10分钟即可；如果是为了清热解毒，打掉补药吃多了产生的虚火，就要把绿豆多熬一段时间，把豆子煮烂煮开花，至少要半小时才行。只要停了补药，再喝喝绿豆汤，基本上上火的症状就会消除。

其实，药补不如食补。像人参、鹿茸、冬虫夏草这样的补品，如果对症吃，对身体的改善是非常明显的，但是吃得不对反而会导致身体出现诸多不适。从安全和经济的角度上来说，还是推荐大家多吃一些药食两用的食品，相对安全，出现不良反应的概率也会小得多。很多时候我都会给我的病人推荐山药、大枣、薏米、红豆、芡实、百合、枸杞子这些平常的食材来进补。别看这些食材不起眼，效果却是不凡的。

在这里告诉大家一个小方子，可以轻松解决吃补品过多后上火——也就是所谓的虚不受补的问题。一般出现虚不受补的情况，体内一时承受不住这些滋补的食品，很大程度上是由于体内堆积了太多的垃圾，这些有害物质已经占据我们身体有限的空间和精力，使身体没有空间和气血吸收补药的营养。所以在进补之前，要给身体来一个大扫除，好好清扫一下，再吃补品，就能做到吃什么补什么。这个给身体清扫的秘方就是三子养亲汤。三子养亲汤是由炒莱菔子、炒白芥子、炒苏子组成的。苏子和莱菔子有温中理气的作用，白芥子主要能化痰除湿。三者合用，有化痰、理气、除湿、温中、降逆的功效。经常服用可以帮助身体疏通经络，调养气血，改善虚不受补的情况。在中药店按比例取炒莱菔子60克、炒苏子60克、炒白芥子40克打成细粉，每次取5克，用开水冲服，每天喝上1～2次就可以了。这些食材都很经济，效果却很神奇。朋友们在进补之前不妨先清清身，给身体来一次大扫除，就不会再虚不受补了。

最后再说一句，**补品有时候也会抗药的，像服用人参、银杏之类补品的时候，会影响西药强心苷和抗凝剂的药效**。所以自己在服用药物期间要注意忌口，不能随意进补。尤其是长期服药的人，在进补之前，一定要看看补品和药物是不是相冲。补品和药物相冲时，吃了补品不仅补不了身体，还会延缓疾病的康复，甚至加重疾病。

喝水有讲究，
喝对能补心

喝水排毒，有益身体健康。"一天要喝8杯水"的观念更是深入人心，老少皆知。但是喝水也是有讲究的，喝多少水，怎么喝水，都大有文章，喝不对也会喝出毛病来。

我们小区有一位姓王的阿姨，今年70多岁，体型比较胖，之前看到电视上说多喝水就能排毒减肥，她就把喝水当成一个任务，拿了自己家的大茶杯，每天都要喝上8杯水。可是还没有减肥成功，却出现胸闷、全身水肿、喘不上气的症状，被送到医院去了。原来她家的杯子特别大，一杯至少有400毫升，这八杯下去3000毫升都不止，平时吃饭随便再喝点汤汤水水，她这一天都要喝上4000毫升水，身体怎么能受得了呢!

适量喝水可促进人体肠道蠕动，预防便秘、尿路感染和结石。但是喝水绝对不能过多，过多会加重心脏的负担。大量喝水会稀释血液，加大血量，从而增加心脏负担。心脏负担一大，人就会有胸闷、憋气等不适症状，严重的可能导致心肌梗死。多余的水分还会从血管渗透到身体各部分，就会出现水肿的现象——肢体肿大，皮肤呈现不正常的光亮。

心脏不好的人尤其要注意，不能喝水太多，否则可能导致突发心脏

疾病。如果人经常喝水太多，就会导致体液量明显增多，血液就变稀了，血容量就会变大。如果血容量一直比较大，那么心脏不得不咬紧牙关，拼命地加大输送血液的力度和速度。这种超大的工作量对于已经有心脏病的人来说，是很难承受的，发病自然也就不足为奇了。

所以有心脏病的人千万别学别人"一天8杯水"，每天喝水不要超过2000毫升，也千万不要一次大量饮水，以免加重心脏负担。

那每天喝多少水比较正常呢？世界卫生组织（WHO）提出的饮水标准是，在气温25℃、空气湿度≤60%，且不进行任何运动的安静状态下，人每天的饮水量分别是：儿童1000毫升，成年男性2900毫升，成年女性2200毫升，孕妇4800毫升，哺乳期女性3300毫升。这个是一个大致的指导量，在高温或强体力劳动的情况下，这些饮水的标准是可以提高的。需要提醒大家注意的是，以上给出的量不是单纯的饮水量，还包括了一日三餐中的粥、汤、饮料中所含有的水。

除了喝水要控制一定的量之外，还要注意喝水不要太猛。如果短时间内猛喝大量的水，身体为了适应消化系统突然增大的负担，就会把相当一部分血液调到消化道去，大脑等重要器官就容易出现供血不足的情况，除了头晕、头痛以外，严重的还会诱发心力衰竭、脑卒中等危重疾病。喝水太猛还特别容易导致水中毒，出现乏力、胸闷气短、活动受限等症状，重者会咳大量粉红色泡沫痰，抽搐、昏迷甚至是死亡。

喝水要少量多次，不要一次猛喝。 在天气炎热或者进行户外活动，身体出汗比较多的情况下，要及时补水，但是每次补水的量不要太多。就拿一般的运动来说吧，在活动前、中、后都要补水：运动前15分钟，补水300毫升左右；运动中，再喝250毫升的水；运动后15分钟，再根据需要补充200~400毫升的水。

睡前不宜喝水过多。睡觉时由于身体平卧，回心血量增加，心脏负担本来就比较重，此时如果大量喝水，不仅起夜频繁，休息不好，还会诱发心脏疾病。我认识一个国家运动员，就是因为晚上锻炼强度比较大失水多，睡前因为口渴，一口气喝了不下1000毫升的水，结果发生猝死，实在令人惋惜。

再有就是慢性心力衰竭及肾衰患者，更要注意采用匀速、小量、间断的补水方法，基本上每隔2小时补水一次，每次不宜超过200毫升，以免加重病情。老年人及体弱者补水的时候，一次150毫升左右就可以了，万万不可一次喝水太多。

现在很多年轻人喜欢喝冰镇饮料解渴，其实这些生冷的东西非常容易刺激肠胃，导致胃肠痉挛等不适，阻碍体内热量的散发，或者使本来寒凉的体质变得更加寒凉。饮料中的各种成分在体内代谢时，也需要消耗大量的水分，使人越喝越渴。美国一项研究发现，每天喝1440毫升水（约6杯）的人患各种癌症的风险就会降低，而这个现象仅限于喝水，喝咖啡、含糖饮料就不具备这个效果。所以说有心脏病的人和老人不宜喝浓茶、碳酸饮料等，根据自己的体质熬一些红豆汤、百合莲子汤、绿豆汤喝。

很多人都问过我这样的问题，喝水是不是一定要喝白开水。有的人不喜欢喝白开水，比较喜欢喝茶、汤、豆浆等饮品，那么每天喝这些汤和茶水，跟喝白开水相比，到底孰优孰劣呢？其实，不一定非得喝水，像一些花茶、百合汤、绿豆汤等饮料，除了具备水的功效，还有额外的营养价值。如果自己喜欢喝茶、喝汤，喝了以后也不会出现失眠、心烦等不舒服的情况，就可以放心大胆地喝。但是这里不包括含糖的茶饮料、汽水、果汁，除了因为含糖以外，这些饮料里面还有很多食品添加剂，经常喝对身体健康非常不利。

心气虚，
怎么养

前面我给大家介绍了养心补心总的饮食原则，接下来将介绍一下与心相关的各种虚证实证的饮食原则和调理措施。先说说最普遍的心气虚。一般情况下，男性40岁以后、女性35岁以后，心气才开始减弱，身体才会出现心气虚的各种症状，但是由于现代社会的学习、考试和升职压力大大增加，很多十来岁的小孩和风华正茂的年轻人心气就已经比较虚了。

有一次，我的一个老朋友，年纪挺大的知名导演跟我抱怨说，自己的孩子就知道吃，光长肉，不长脑子，学习成绩不好还不知道努力，问我中医有没有办法给孩子补补脑，让孩子变得更聪明。

我就说，让孩子变聪明的绝招我有好多，不过最好得看看孩子什么状态，好给他来一个私人订制的方案。后来，她真的把儿子带到我这里来调理。我看了看，发现这个孩子身体虚胖，说话有气无力，还经常感冒，这就是典型的心气虚。我对症给他开了食疗的方子，补了补心气，这样调理了半年。现在他体重下来了，学习成绩上去了，整个人心气很足，精神面貌焕然一新。结果，我这个患者自己心里高兴，患了好多年的慢性病也因为儿子争气而好得更快了。

想要看看自己或者是家人是不是心气虚，看三点就可以了。**首先看体态**，气虚体质的人一般都偏胖，但胖而不实，肌肤松松软软，就像唐代美人杨玉环，肯定也是个心气虚的人；**第二看感冒**，心气虚的人都容易得感冒，这是因为气不足以固表，容易外感风寒，也容易动不动就大汗淋漓；**最后，心气虚的人很容易乏力**，经常头晕头痛、心慌气短，稍微干点活就疲惫无力，平时也是什么都懒得说，什么都懒得做。

对于心气虚的人，补气是关键。在饮食上一定要注意，多吃补气的食物。至于性味上，选择性平或性温的食物比较好，因为这类食物营养丰富，大多具有温补的作用，而且也容易消化。破气的食物就不要吃得太多，否则就像一边给车胎打气，一边放气一样，就不容易给车胎打满。当然，这些理气、破气的食物不是不能吃，当身上出现胀气、补气补得太足出现头晕或者虚不受补的情况时，就应当适当吃些理气、破气的食物，如白萝卜和陈皮，可上补下泄、通气，对身体来说还是很好的。

气虚体质食物宜忌

 大枣、苹果、红薯、芡实、南瓜、山药、大米、小米、胡萝卜、香菇、各种豆类及豆制品、鸡肉、牛肉、猪心、黄芪、茯苓、党参、肉桂

 大蒜、白萝卜、芜菁（大头菜）、胡椒、柚子、金橘、荸荠、芥菜、冬瓜、山楂

心气虚的人要多喝粥，粥的补气效果最好了。一个人要是气虚了，再吃大鱼大肉，身体不仅吸收不了这些食物的营养，还要耗费气血去消化它们，结果，营养没有吸收掉，反而变成废物囤积在体内，人就会变

胖。所以，最好的食疗方式就是进食非常软烂的汤粥类食物。这样的食物，一来身体吸收它们的营养毫不费力，很容易为我所用；二来五谷杂粮熬的粥包含着植物最原始的能量，它本身就是气很旺盛的，所以补气的效果就非常好。

在这里介绍一款山药大枣薏米粥，它补心气的效果特别好。在这款粥里，山药能助五脏，强筋骨，长志安神；大枣能滋阴补阳，气血双补；薏米可利水消肿，健脾除湿。三者合在一起，不仅可以补心气之虚，还可以强五脏之本。做法也很简单，用山药80克、薏米30克、大枣7枚，加上小米或者大米50克一起熬粥就可以了。如果坚持天天喝，保证补心养心的效果特别好。

这里再多说一下，薏米最好买小薏米，虽然价格贵点，但是效果要比大薏米好。山药要买铁棍山药，就是比较细长的那种，比粗的山药效果要好。大枣则不限大小，但要注意数量。不知道大家注意到没有，大枣一般我都不说多少克，而是说多少枚，因为在中医里，数量的不同，补益效果也不一样，单数属阳，双数属阴，对于需要补气的人，我都喜欢用单数的大枣以补阳行气。

喝粥虽然补气，但是不要喝凉的粥。尤其是到了夏天，很多人都喜欢喝冰粥，这样是不对的。心气虚的人一定要注意，过于生冷、油腻和辛辣的食物都要少吃。特别是生冷的食物，冰凉的食物进了肚子，五脏六腑都得提供热量去温暖它，耗热又伤气。一直不注意的话，会进一步加重气虚，变成阳虚体质后就更难调理了。

补心气，防感冒，
黄芪赛人参

　　黄芪是一味传统的补益药物，有很好的补气升阳、益气固表、利水消肿的功效，尤其对各种类型的气虚都有很好的补益作用。

　　提到补气，很多人都认为人参是首选。的确，人参补气的观念已经深入人心，但是实际上，人参更适合需要大补元气的人。患有长期消耗身体元气的慢性疾病的人，也就是久病伤气、元气大伤的人，在患病后期比较适合用人参补气。这种人虚在里，元气从根上就已经虚衰，用别的补气药就没有人参速度快、效果好。

　　而黄芪治疗的气虚是虚在表、虚在肌肤的人，也就是气虚症状还比较浅，还没深及脏腑。**生活中大多数气虚的人，都是虚在表，没有伤及根本，用人参补气就太过，用黄芪则刚刚好**。就像一个人生病了，本来吃一片药就好，非得一次服用好几片，不仅可能治不了病，还可能对身体产生伤害。所以对于我们大多数的人，想要补气，用黄芪就足够了。

　　黄芪有一个很好的作用，就是预防感冒。中医认为表气不固就容易感冒，所以容易得感冒也是气虚的一种表现。说到防感冒，不得不提起一个预防感冒效果特别好的名方——玉屏风散。它只含三味药——黄芪、防风、白术。黄芪益气固表，白术补气健脾，防风走表而散风邪。三者合用，益气去邪而不伤正，能起到很好的补气防感冒的作用。

50多岁的彭妈妈是我的老朋友，她先天体质比较弱，有段时间忙起来，动不动就感冒。我就建议她经常服用玉屏风散，后来体质就改善了不少，再忙起来，也不会轻易再感冒。但这个方子预防感冒效果比较好，治疗感冒则效果不佳。

黄芪的服用方法很多，最方便的就是泡茶、炖汤。用黄芪15克、枸杞子20粒，代茶饮即可，对于心慌气短、神疲乏力、懒言少语这类有心气虚的人来说，补气的效果都特别好。而由于气虚所致的自汗、盗汗、气短、失眠等症，可用黄芪60克、当归12克、羊肉1000克炖汤，吃肉喝汤，这样升阳补气的效果再好不过了。要注意，这个方子非常适合秋冬进补，到了夏天就不宜经常吃了。

黄芪补气最著名的药膳大概要属黄芪炖鸡，一年四季都可以吃。方法也并不复杂：取黄芪30克、童子鸡1只（男用雌鸡补阴、女用雄鸡补阳），将鸡处理干净后，把黄芪用纱布包扎好塞进鸡腹内，然后加入5枚大枣、数片生姜，再将鸡腹用线重新扎牢，放进砂锅内用大火烧开，转用温火慢炖至鸡肉酥烂即可。用这种方法炖出来的鸡不仅色香味俱全，而且养心、补气的效果特别好。

最后说一下服用黄芪的禁忌，一般阴虚火旺、特别干瘦、手心爱出汗的人不适合吃黄芪，经常口腔溃疡、咽喉肿痛、爱上火的人要少用黄芪补气。吃黄芪的时候，通常要避免和白萝卜一起炖，因为白萝卜行气，会减弱黄芪补气效果。但是如果你有肚子胀等气滞的表现的话，是可以适当吃一些白萝卜的。再有就是每次吃黄芪不要吃得过多，泡水喝的话一天用15克足够了，如果是炖汤30克也就可以了。如果用的量太大，补气太足，也容易出现头晕、恶心等身体不适。

补心正气，
补中益气丸可助一臂之力

　　心气不足的人还可以服用一些有补益作用的中成药来养心气。在此之前，对于由心气不足而导致体虚乏力、懒言少语、动不动就累的人，我都是以养心汤打底做加减来给他们补益心气，结果是有的人服用以后改善效果比较明显，而有的人服用后，养心气的效果却比较差。直到后来，在机缘巧合下，我发现使用补中益气丸不仅可以补益脾肺之气，对改善各种心气虚的症状效果也非常好。从那以后，我也会根据不同情况，用补中益气丸"曲线救国"，先培补脾肺之气，肺气足了以后，心气虚的症状也就不见了。

　　曾有一家培训机构的女老师来找我看病，她还不到三十岁，说自己平时上课时间比较多，讲话时间长，经常浑身无力、提不起精神，特别是一到下午上课的时候就更累了，容易头晕，课也讲不好，学生不满意，还在机构投诉过她。她特别着急，就问我对症的中成药。

　　我一听就觉得她是讲话多，伤了心气，典型的心气虚证。保险起见，我问她还有没有别的症状，结果她说自己有痔疮，身体状况差的时候就会脱肛。我一听内脏有下垂的症状，就让她先服用补中益气丸，先把中气补足了，解决内脏下垂的问题。

过了3个月，她来复诊，先是热情洋溢地夸了我一通，然后说自己后来不仅再也没有脱过肛，体虚乏力的状况都不见了。以前工作到下午身上都一点劲也没有，现在完全轻轻松松，每天都神采奕奕的，最近老板还给她涨了工资。她连连说补中益气丸真是一个好东西。

其实按理说，补中益气丸主要是针对脾肺气虚的，用于治疗中气不足、脾胃虚弱，改善胃下垂、子宫下垂等脏腑因气虚、无力承托而下垂的症状。我的本意是让那个姑娘先解决脾肺气虚，固一固后天之本，然后再补养心气，谁知道仅服用补中益气丸就把所有的问题都解决了。

我大受启发，所以到了后来，再有心气虚的人找我调理，我都有意识地进一步问清情况，用补中益气汤做加减，或直接推荐中成药补中益气丸调理。不出所料，效果都很好。后来我一想，**脾胃是后天之本，而肺主一身之气，脾肺之气一上去，整个人的气都会充足，所以心气虚的问题自然也就解决了，所以补心气，可以"曲线救国"。**

补中益气汤（中成药为补中益气丸）的原创是我国著名的医家李东恒，它的组成是黄芪、人参、当归、白术、陈皮、升麻、柴胡和炙甘草。简简单单八味药，主治劳伤、饮食不节而导致的脾肺气虚、中气下陷。中气就是人的气，是支持着人体的正常活动和维持内脏固定位置的无形的力。如果气虚，中气就会向下走，人常常会感觉到自己没有力气，不爱说话，容易头晕，还容易发生脏腑下垂。

在这个方子里面，黄芪固表补中气，是最主要的药；人参可大补元气；炙甘草也是补脾胃之气的，可消除烦热，补中气又不产生虚火；白术燥湿，陈皮理气，是在给人打气的同时，稍稍放点气避免补气效果太足，人承受不了而出现气闷、胸闷的症状。这个方子更难能可贵的是在补气的同时，加了当归补血，真正达到气血双补。此外，还加了升麻和柴胡，使整个药的药力往上走，使整个方剂可以补而不滞，气血兼顾，升发清阳，补益中气，效果相当不凡。

不管是什么原因导致的气虚，都可以酌情服用补中益气丸补气培本。虽然这个中成药基本上没有什么副作用，但是阴虚火旺，经常口渴、咽干、盗汗的人就不要用了，肾虚的人也要少服用。要是觉得服用以后身体不适的症状反而加剧了，也不用再勉强继续服用下去。

心阳虚，
吃什么

　　现在很多人都有阳虚的症状，判断起来并不难。大家伸出双手，看看自己的指甲，多少人指甲上还有白白的月牙呢？如果你除了小指，其他四指都有大约占整个指甲1/5的半月痕，那么恭喜你，你的身体素质还是不错的，阳气还是很足的。但是手上有8个半月痕的人恐怕不是很多。有人做过人群调查，发现现在的人至少有80%阳气不足。**有的人甚至只有大拇指上才会有半月痕，别的指甲上只是若隐若现，或者干脆没有，这都表明身体的阳气很匮乏，需要赶紧给自己补一补阳气。**

　　阳气不足的原因我在前面都已经讲过，这里就不再多说了。再提醒大家一下，天冷的时候多穿点，别为了好看不穿羽绒服和棉裤，不然身体会为这短暂的美丽付出很大的代价，年纪大了，身体受风寒，走路都特别难受，调理起来也很麻烦。夏天空调不要开太低，多出出汗还排毒，空调开太低既浪费电，也对身体不好。

　　同样的话我跟不同的人都说过很多遍了，有的人听进去了，可是有的人照样不当回事，不知道好好保养自己的阳气，身体难受了、有病了再来找我，花钱找罪受，何苦呢！与其把自己的身体交给医师，不如平时好好照顾自己，平时多注意保护自己的阳气，自己也就不会那么容易生病。

如果心阳气不足，就会出现心悸心慌、胸闷胸痛的表现，反应在全身上就是畏寒怕冷。**阳虚则寒，心阳虚的人会表现出一系列的寒证——手足冰凉、肢体不温，特别是冬天，手脚就没有温热的时候。**这样的人冬天比较难熬，夏天相对来说比较舒服一些。喝水的时候，不爱喝凉水，比较喜欢热水。

阳虚的人由于血液运行不畅，无法上荣面部，面色就比较苍白、暗淡，人也容易没有精神，舌苔发白。心阳虚也会影响到水液代谢，心阳极虚的时候，身体会出现尿少水肿、小便清长的现象。

总的来说，心阳虚的人应该多食用一些性温和性热的食物以补阳气，少食用生冷的食物以免损伤阳气，其简单的饮食宜忌请见下表。

阳虚体质食物宜忌

	芒果、荔枝、桃子、桂圆、金橘、杏、大枣、石榴、木瓜、榴莲、韭菜、香菜、南瓜、玫瑰、红茶、板栗、扁豆、糯米、大蒜、大葱、酒、红糖、羊肉、牛肉、鳝鱼、虾、鲢鱼、炙甘草、红参
	西瓜、柚子、橘子、桑葚、柿子、菠萝、甘蔗、慈姑、马齿苋、空心菜、竹笋、海带、荸荠、芦笋、绿豆、苦瓜、决明子、苦丁茶、马肉、螃蟹、牡蛎、黄连、石膏

通过上表，我们也可以看出，心阳虚的人还是比较适合吃性偏温热和性平的食物以补阳气。性比较寒凉的食物不是不能吃，它们也有丰富的营养和其他的食物不能替代的养生功效，但是要注意，吃性凉或者性比较寒的食物的时候，一定要配合性温或者性热的食物一起食用，来避

免食物的寒凉之性给本身就是心阳虚的人造成伤害。

比如说吃螃蟹的时候可以就着姜末或者紫苏来弱化螃蟹的大寒之性，心阳虚的人吃了这样的螃蟹也不会拉肚子。再如豆浆也是性凉的，所以打豆浆的时候，配上黑枣、红糖这些性比较温热的食物一起打浆，这样调配混合的豆浆既养生又不伤阳气。

本身心阳虚的人，可以注意一下自己的饮食偏好，自己的身体会自动选择能升阳补阳的食物。像很多人都喜欢吃韭菜、板栗、生姜等，它们升阳补虚的功效就特别好，对于这种既适合自己的体质、功效又特别好的食物，就不妨多吃些，经常吃也没有问题。

不过要注意，如果身体出现长口疮、咽喉肿痛这样的情况，补阳气的食物就要暂停一下，适当减减量。再有就是，我虽然建议大家吃一些性大热的药材补益，但也要注意分寸。比如附子，虽然回阳救逆的效果非常好，但是吃不对，对身体的伤害也特别大。我曾经有一个患者看了老中医李可的书，说了附子的好处，可以大补阳气。自己就想办法弄了一些附子。而且这个人十分胆大，第一次就吃了很多，结果就出现了呕吐、恶心这样的附子中毒的现象。幸亏他及时告诉我，我赶紧让他用黑豆和绿豆各100克打粉熬浓汤，15分钟后喝下去，才把毒解掉了，要是没有及时救治的话，后果可能不堪设想。

像附子这样的，不是说不是好东西，用对了，功效是特别好的，但是怕就怕有的地方附子炮制的方法不到位，或者是自己不懂医的就私自服用，那样的话，对身体的伤害是非常大的。所以，希望没有医学基础的人暂时不要用药性特别强的药物。保险起见，日常养生保健用一些常见的食材来食疗就可以了。

心阳充足气色好，
红参养心最可靠

我们都想显得神采奕奕，光彩照人。很多人早上起床的时候，看着自己的皮肤还稍微好点，人也算有精神，但过不了多久，脸色就会苍白没有光彩，脸色不好了，人也自信不起来。很多人就买昂贵的化妆品天天抹，或者去美容院做美容，想让自己看着气色好一点。可是时间一长就发现出了问题，钱花了不少，改善效果却一般。又过不了多久，脸色就会又变得苍白暗淡。这是因为他们没有解决出现问题最本质的原因——心阳虚。

心阳虚除了会畏寒怕冷、四肢冰凉外，还会导致血液寒滞，无法上荣于面，人就容易出现面色苍白或者暗沉的问题。脸色不好，人就会显得一点神采都没有。对于这样的人，用再多的化妆品也是无济于事的。

我发现身边阳虚的女性朋友问我最多的，不是如何解决手脚冰凉，反而是想让我帮她们改善气色，消除脸色苍白、暗淡无光的烦恼。其实还别说，她们这样误打误撞倒真是找对人了。对于这种由心阳虚导致面色苍白的问题，我还真的有秘方。

这个改善气色的秘密武器就是红参。提起红参，很多人可能并不是很熟悉，红参是人参的熟制品，由于经过了熟制，除了具有补元气、生津安神这些人参都有的作用外，其药性更温，火力更大、劲更足、功效也更持久，其补阳气、养气血的功效自然也就非凡了。

红参是气血不足且偏阳虚者的补益佳品，凡有面色苍白暗淡、手脚冰凉等阳虚症状者，都可选用红参进补。日常服用方法很多，泡茶饮、研末吞服都可以。注意，为了安全起见，每天1~2克就可以了，太多了容易引起上火。隔水清炖的效果也很好，炖前以湿布包裹参条，待参条回软后切成薄片，取2克放入瓷碗中，加水半碗，隔水炖30分钟就可以当喝汤了。服汤后的红参片也可再炖两次，这样渗出的汤汁营养成分就更完全。注意，参汁炖好后，不要急于揭开盖子，应待其自然变温以后再服用。红参和肉一起烹炖时，可以消除红参的苦味，但别炖太久，2小时就足够了，同样也是每次放2~3克就可以了。

要说改善面色苍白、暗淡无光这些阳虚的症状，效果最好的当属红参酒。配方也很简单，取红参10克切片、枸杞子20克、山楂20克切片、天冬20克、黄酒500克，放入酒坛内，用盖子密封，每天摇动1~2次，泡上一个月，每天喝上20毫升就可以了。

在这个酒里，红参补气升阳，枸杞子补益五脏，山楂活血化瘀，天冬美容养颜，黄酒有助于散发这些药的药性，使其迅速扩展到全身。在这个方子里，天冬虽然性比较寒，但它可平衡红参的热性，人喝了这样的酒也不容易上火，其养心补气的效果是非常好的。

最后提一句，红参由于其本身的特点，是阴盛阳虚者的首选补品，阴虚火旺的人最好不要服用红参。比如经常牙龈红肿、口干咽燥、易流鼻血的人，就别用红参了，否则可能加重这些症状，这样的人用西洋参比较合适。服用红参如果出现了上火的症状，就要及时停服。一般人连续服用5~7天后，可停2~3天再进行下一轮进补。

心阳虚易水肿，
用保元汤调和脏腑

很多人都有水肿的问题，中医认为水肿是由于膀胱气化失常，体内水液潴留，溢于肌肤，形成水肿。水肿一般多从眼睑开始，然后蔓延到身体其他部分。水肿的地方皮肤绷紧而且呈现不正常的光亮，用手按一按，要么会肿痛，要么就很难复原。

导致水肿的原因是多样的，五脏功能失调都会导致身体出现水肿。在这里我们主要说一下心阳虚导致的水肿。**心阳虚弱，无力推动体内正常的血液和水液的循环代谢，会导致水液停滞，严重的可连累包括肾在内的其他脏腑，也会导致水液潴留，溢于肌肤，人就会出现水肿的现象。**对于这种水肿，治疗原则是**温通心阳、利水消肿**。临床上我多用保元汤来治疗心阳虚导致的水肿，效果都很好。

保元汤对肾虚水肿者效果特别好，由人参3克，炙甘草3克，黄芪9克，肉桂1.5～2克组成。人参补益元气、健脾养胃，黄芪益气升阳，肉桂温助阳气，炙甘草补气健脾、益气温阳、调和诸药。

记得一年北京刚供上暖，我的一位"常客"——某证券公司的老总，他刚从国外回来就来找我，说自己不知道为什么，水肿得厉害，让我赶紧想想办法。他来的时候穿着厚厚的羽绒服，到了室内也不肯脱下，说自己冷得厉害，我看他脸白白胖胖，眼皮发肿，舌苔特别白厚，把他的裤子往上一翻，他小腿水肿得厉害，泛着不正常的光泽，就给他开了保元汤，让他天天用保元汤炖羊肉、红豆、白萝卜吃。

把保元汤的几味药材用纱布包起来，加上羊肉150克、红豆30克，大火煮开后用小火慢炖2小时，快熟的时候加入白萝卜100克，等白萝卜煮熟就可以吃了。羊肉性热，吃了可以温阳；红豆色红入心，利水消肿，和保元汤一起炖，补心阳消水肿的效果特别好。

很多人可能会奇怪为什么要加白萝卜。这个汤之所以效果特别好，可离不了白萝卜的帮助。前面我已经多次提到过白萝卜了，它的确是一个好东西，顺气又润肺。如果冬天寒气伤到肺出现了咳嗽，都可以吃吃白萝卜。白萝卜色白、味辛，入肺经，所以它止咳润肺的效果特别好。再有就是生气了或者吃了不对的食物，导致肚子胀气，也可以吃点白萝卜放放屁、顺顺气，立马肚子就不胀了。在这里我们用白萝卜，就是用它这个顺气的作用，别的药或者是食物都是性温或者性热大补的东西，很需要性寒的白萝卜来平衡一下药味，给身体顺顺气。人吃过之后，阳气补到了，水肿消了，还不会上火。

这位老总因为症状比较严重，我让他2天吃一次，其间也给他配合了针灸。他吃了一个月，水肿的情况就完全消失了。一个月后他去俄罗斯出差，回来的时候专门给我带来了一瓶伏特加。

因为这位老总水肿的症状比较严重，保元汤我用的是加量的剂量。对于水肿并不是很严重的人，在原来的用量基础上需要减量，也就是每次用人参1克、炙甘草1克、黄芪3克、肉桂1克即可，但其他羊肉、红豆和白萝卜的量不要变。再就是秋冬用羊肉，春夏用牛肉也可以，熬的时候少加盐。水肿厉害的人2天吃一次，水肿基本上已经消除的时候，一周吃1～2次巩固一下疗效就可以了。

心阴虚，
吃什么

在中医里，阴虚是指体内精血或津液等物质亏损所引起的一系列病理现象。**通常劳损久病或是有热病的人，体内津液耗损过多就会出现阴虚的症状。**在前面我已经介绍过**容易操劳过度、特别爱操心的人，非常容易耗损心中精血，从而出现心阴虚的各种症状。**其实，在当今社会，不管哪个年龄段的人都在过度耗费心血。学生有繁重的学业；年轻人要打拼事业；中年人则是上有老、下有小，哪个都得照顾到；而老年人不管是自己的身体，还是晚辈的工作、婚姻都需时刻挂在心里。这样我们就步入了全民阴虚的时代。

说到这里，可能会有细心的读者提出这样的疑问，说前面讲了现代的人大部分是阳虚体质，到了这里又说大家又阴虚了，这个不是矛盾的吗？其实，这个并不是矛盾的。就像对于衣服的颜色，我们可能既喜欢黑色又喜欢白色一样，阴虚、阳虚并不是对立的，有的人表现的阴虚多一些，有的人表现的阳虚多一些，有的人又会阴阳两虚。阳虚症状明显的人多补补阳气，阴虚症状多的人多补补津液气血，阴阳两虚的人则都要补。所以大家要仔细判断身体的不适症状，然后对症选择食疗或者是其他的方法来改善自己的身体状况。

现在说一下心阴虚的主要症状，除了前面我讲过心阴虚爱盗汗之外，还有一些常见的症状。首先阴虚生内热，这是因为津液不足了，阴虚不能制火，就会出现五心烦热，也就是手心、脚心再加上胸口都爱热，爱出汗，心情也比较烦躁。这样的人通常比较消瘦，还容易午后出现像潮水一样一波一波的发热。其次是津液少了，身体就比较干，容易口干咽燥，特别爱口渴，口渴的时候想喝凉水，不喜欢喝热水。这样的人一般尿比较黄，大便也容易干燥，舌色红，舌苔薄，甚至没有舌苔。还有就是心阴虚的时候，心失所养，睡不安稳，容易出现失眠多梦、心悸健忘的现象。

在饮食上，酸甘可化阴，甘寒可清热，对于阴虚体质者比较对症。**心阴虚的人宜多吃一些甘凉滋润、生津养阴的食物，很多新鲜蔬菜基本上都属于这样的食物，可以适当多吃。**忌吃辛辣刺激和一些炒货干品，这样的食物一吃下去，就犹如火上浇油，会加速体内津液的消耗，加重身体阴虚的症状。

食材分类	
生津养阴的食物	白菜、蘑菇、藕、胡萝卜、梨、柿子、荸荠、银耳、蜂蜜、乳制品、豆制品、海带、冬瓜、苦瓜、银耳、枸杞子、百合、燕窝、桑葚、小米、大麦、小麦、鸭肉、墨鱼、螃蟹、牡蛎、海蜇、海参、麦冬、西洋参、石斛、生地、玉竹
升阳燥热的食物	荔枝、桂圆肉、杨梅、大蒜、韭菜、芥菜、锅巴、干果、辣椒、生姜、花椒、胡椒、肉桂、大茴香、小茴香、薄荷、白酒、羊肉、海马、红参、肉苁蓉、锁阳、砂仁

下面推荐几款适合心阴虚的人常吃的食物。在肉类中，以鸭肉最好。清代名医王孟英在《随息居饮食谱》中说鸭肉能"滋五脏之阴，清虚劳之热，养胃生津"。鸭肉性寒，最能滋阴润燥降火，所以心阴虚的人常吃鸭肉最为清补。很多人喜欢吃烤鸭，但是鸭子经过烤制，会把寒凉之性去除不少，阳虚和平和体质的人食用后不会加重体内寒凉的状况，但是心阴虚的人就不要常吃烤鸭了，还是吃炖煮的鸭肉更适合。

再有一个是猪肉和猪皮，还是我们勤学善问的清代医家王孟英发现的。他曾看到铁匠打铁，大家可能在电视上都看过，打铁时身体离火炉非常近，温度很高，铁匠们经常出很多汗，按说津液消耗得很严重，特别容易阴虚，但是他们身体素质都很好，并没有阴虚火旺的症状。问其缘故，铁匠说他们都喝猪皮瘦肉汤，虽然猪肉性味都比较平和，不会偏寒，但是猪肉滋补五脏、生津液、滋润皮肤效果都特别好。

水果里面我推荐梨和桑葚，它们对改善心阴虚的症状效果特别好。梨生津、润燥、清热，口干舌燥、嗓子不舒服的人喝点冰糖炖雪梨或者秋梨膏，生津止渴的效果都很好。桑椹滋阴补血、消渴除热，阴虚火旺、咽干口燥的人可以经常吃吃桑葚。

一些常用的中药对缓解心阴虚的症状效果也很好，比如发烧过后出现盗汗、五心烦热、咽干口燥的症状，用些生地、沙参、麦冬这些滋阴中药，煲汤或者泡茶喝，身体很快就可以恢复过来。需要注意的是，老年人心阴不足的时候，最忌大补，否则非常容易出现虚不受补的情况，给身体带来负担，于疾病无益。滋阴的时候可选用玉竹、麦冬、沙参、何首乌、生地这样不易引起副作用的药材，同时还可以配合花草茶等排毒中草药，给身体做个大扫除。阴虚情况不是很严重的话，平时喝喝银耳大枣羹或百合莲子羹就可以达到滋阴降火的目的。

五心烦热要补心，
沙参玉竹老鸭汤最滋阴

记得一次我在一个事业单位做公益讲座，讲座完了之后，一位身体干瘦、面色发红的中年男士走上来问了我几个问题。说他听了我的讲座以后，觉得受益很多，而且他自己的身体素质还是不错的，手脚一年四季都是热热的，甚至有的时候需要摸点凉的东西才感觉到舒服，对照我的讲座，他认为这是自己阳气很足的表现。

我摸了摸他的手心，发现果然和他说的一样，手心不仅发烫，还出了一层薄汗，这时候我就觉得这不一定是好现象了。我问他是不是脚和胸口也经常出汗，还经常觉得心里很烦躁。他说是的，他本来就是汗手汗脚，也经常烦躁。我告诉他，**他这样手心发热出汗可不是阳气太足，而是因为阴虚了，这种心阴虚导致的手脚心不正常的发热，在中医里叫作"五心烦热"，这就提示我们，身体阴虚需要适当滋阴了。**

阴虚则生内热，津液不足，阴虚不能制火，非常容易出现五心烦热的症状。**所谓五心，指的是双手手心、双脚脚心和胸口这五个"心"。**五心总是发热发烫，睡觉的时候手脚喜欢伸出被子，有的人甚至老是想拿一些凉的东西来给手降降温，才觉得舒服。这样的人还有一个症状就是会午后潮热，也就是上午不热，下午时才开始发热，而且发热时像潮水一样有节律，所以叫作潮热。很多人后背特别容易发热，像潮水一样一波一波涌出来，也是心阴虚的表现。

如果有五心烦热的症状，就需要滋阴降火、清热养阴，在这里给大家推荐一款著名的粤式靓汤——沙参玉竹老鸭汤。做法也并不复杂，取老鸭1只洗干净，斩成块，放进冷水里，煮开后转小火，撇去浮油，加50克沙参和玉竹，放入两三片姜去煲2小时就可以了。

这道汤的主料是鸭肉，鸭肉适合体内有热、上火的人食用，可以消烦热、利水肿，对心阴虚引起的五心烦热、咽干口渴有很好的改善作用。平时像胸中烦闷、手脚心发热这样五心烦热的人或食欲不振、大便干燥者可以经常吃吃鸭肉，也对身体很好。

另外，中医认为，"嫩鸭湿毒，老鸭滋阴"。所以炖这个汤一定要用老鸭，不能用嫩鸭，否则不仅不会改善阴虚内热的情况，反而可能加重身体湿热的程度。买鸭要买那种毛和喙很硬，胸肉很厚、颜色很深的鸭子，那样的鸭子才是老鸭。

沙参有南沙参和北沙参两种，它们各有专长。北沙参滋阴润燥的功效较强，而南沙参去痰的作用较好。作为日常煲汤用于改善心阴不足引起的五心烦热，选用北沙参就好。大家去药店买的时候要说明买北沙参。

再说说玉竹，也是一味不可多得的药材，可以滋阴养气补血，兼有除风热的功效，对改善心阴虚大有好处。此外，玉竹还有一个特殊的功效就是美容养颜。购买玉竹时，最好选择透明呈白色的，黄色的玉竹口感会稍微发酸。玉竹在煲汤前，最好提前用清水浸泡30分钟再下锅，这样煲出来的汤味道更好。

这款靓汤一周喝2~3次就可以了，冬天天冷可以一周一次，不仅补心阴的效果特别好，长期喝下去气色也会改善很多，人也会看着精神不少。不过要注意，阳虚怕冷，平时手脚就特别冰凉的人，偶尔喝喝还可以，最好不要经常食用，以免加重体内阳虚症状。

心阴虚失眠多梦，
试一试天王补心丹

现如今，在各种压力下，我们无时无刻不在操心，很容易耗尽心血，心血亏虚的时间长了，就会造成心阴虚。除了前面所提到的五心烦热、咽干口渴外，心阴虚的人因为心血亏虚，心失所养，还会有失眠多梦的现象，同时记忆力减退，经常丢三落四。出现这些症状的时候，可以试一试天王补心丹。

天王补心丹共由14味药组成，看似成分比较复杂，药味组成比较多，但是每一味药各有各的特点，缺一不可。本方中的生地养肾阴入心、肾经，壮肾水以制心的虚火；枣仁、远志、柏仁养心安神；人参、茯苓补心气，安神益智；当归、丹参、元参生心血；天冬、麦冬清养肺阴；五味子收敛心气心血；朱砂镇心安神；桔梗能把所有的药力都向上提，补充到心里，使这些药力能够更好地入心养心。本方配伍中，以滋阴补血的药来治本，养心安神的药来治标，标本兼治，心肾两顾，所以补心安神、改善失眠多梦症状的功效就特别好。

通过上述配伍我们可以看出，**天王补心丹是既养心气，又养心血，既养心阴，又养心神，可谓面面俱到**。需要注意的是，由于这个药里含有少量的朱砂，朱砂过多服用对人体有一定副作用。所以，轻度心阴虚的人用量要稍微小一点，而且不宜长期服用。一般来说，每2～3个月服用一盒，每天晚上吃一丸就行了。症状比较重的人早晚各吃一丸，效果好的时候吃一盒即可，效果不明显的时候连服2～3盒，一般而言就会明显改善症状。吃这个药最好不要同吃香菜、大蒜、白萝卜等食物，也不要喝酒，否则会减弱药效。

在这里再说一下关于治疗失眠的几个比较著名的中成药的区别。先说一说天王补心丹和柏子养心丸。这两者对于阴血亏虚引起的失眠效果都比较好，它们的不同点在于，**天王补心丹**中补心、安神、滋阴、清热、养血的各种药都有，而且尤其以生地用量最多，以补血凉血，再与大量的滋阴清热药相配，主治以心阴亏虚内热盛为主的心神不安、失眠多梦；而**柏子养心丸**主要是以补肾滋阴药为主，兼顾养心安神，方中用了柏子仁与枸杞子，所以对心肾两虚而内热较轻的失眠患者效果最好。

再说一下同样有安神镇静、改善失眠作用的朱砂安神丸和酸枣仁汤。**朱砂安神丸**以镇心安神、泻火养阴为主，这个药泻火的功效比较强，对于心火上炎、阴血不足引起的烦乱、失眠、心神不宁、动则发怒有很好的改善作用。而**酸枣仁汤**则重用酸枣仁，养血、安神、除烦的效果特别好，对于肝血不足、阴虚内热所致心神失守、虚烦失眠、心悸不安这种类型的失眠最对症，而且这个药还有疏肝理气的作用，失眠又经常爱发怒的人不妨在医师的指导下用一用，效果都不错。

心血瘀阻，
吃什么

我们都听过"久病多瘀"这种说法，这个瘀，就是瘀血。正常情况下，我们身上的血液在心强有力的推动下，流经全身，为身体各个组织输送营养和氧气。一旦由于某种原因导致血流失畅，或凝滞不动形成血块，或溢出血脉外身体无法吸收，就产生了瘀血。

因为心主血，瘀血中以心血瘀阻最为常见。判断自己是否有心血瘀阻的情况，**可以先看看自己的面部、口唇、指甲、舌头，如果颜色青紫，就说明有瘀血**，特别是舌头，如果上面有瘀点、瘀斑，舌底静脉凸起，说明血瘀情况较重；女性朋友看看自己的经期是不是正常，如果有血块也说明体内有瘀血，很多还会经期小腹疼痛、精神紧张、爱长痘；最后一个是胸区疼痛、刺痛，痛处常固定不移，病程较长还会形成肿块，且皮色青紫，到了这个程度，就说明心血瘀阻的情况已经比较严重。

出现心血瘀阻通常有两个方面的原因。一个是瘀血的产生，通常有跌打损伤、内科疾病、情志不畅三种情况。无论是外伤肌肤，还是内伤脏腑，都能造成血流失畅、瘀血内停。另一个原因就是人体正气虚弱，心气不足。气为血之帅，气不足，无法推动血液的正常运行，就无法将不正常的血液搬运、代谢掉，也会形成瘀血。**治病要除根，气血是根**

本。想要改善身体血瘀的情况，需要从两个方面着手：一个是补血加活血化瘀，多吃一些活血补血的药物或者食物；再一个是补气理气，补足心气，气行则血行。这样双剑合璧，自然可以解决心血瘀阻的问题。

食材分类	
补气补血的食物	黑豆、黄豆、山楂、桃仁、桂圆、大枣、香菇、茄子、油菜、芒果、红糖、黄酒、葡萄酒、玫瑰花、醋、绿茶、何首乌、阿胶、白芍、当归、枸杞子、白萝卜、黄花菜、海带、刀豆、蘑菇、洋葱、佛手、橙子、柑皮、荞麦、高粱皮、枳壳、陈皮、柴胡
耗气伤血的食物	甘薯、芋艿、蚕豆、板栗、乌梅、苦瓜、柿子、李子、花生、肥肉、奶油、蟹黄、鱼子、巧克力、油炸食品、甜食、冷饮

很多时候，瘀血体质的人开始阶段是气郁，也就是气不顺造成的，要是不改善气郁的状况的话，就很难改善自己血瘀的情况。我曾经接诊过一位歌星，他舌质暗紫，舌下青筋凸起，经常胸区憋闷、心慌心悸，像他这样心血瘀阻的情况已经比较严重了。我给他做了针灸，又开了几服药，复诊的时候发现好多了。可是不到三个月，他又因为同样的原因来到我这里，这次我更加详细地询问了他发病的原因。

原来他之前一直活跃在春晚等大型晚会的舞台上，可是一年是因为身体的原因，一年是因为节目不太好，结果都没有赶上春晚，今年他仍然要备战春晚，但是对表演还是不满意，就出现了轻度抑郁的现象，再加上他上次就诊稍微好转点以后，每天都加班加点地忙着排练、改节目，结果又发病了。

我告诉他，治病先治心，防病先防根。他现在经常胸前区疼痛、麻木，再发展下去就会有心肌梗死的可能，一定要加以重视。改善心情，舒畅心气，才能将疾病去根，否则我给他通一通，他又堵上了，身体就永远好不了。

所以，对于心血瘀阻可以先理气，一般来说空心或者有络的食物理气效果比较好。我就给他推荐了丝瓜莲藕橘皮汤。取丝瓜1根、莲藕50克、橘皮带络2个，一同煮汤，喝汤吃丝瓜莲藕，每天1次。丝瓜通经络、和血脉，莲藕通气、养心安神，橘皮行气除胀满、健脾和中，搭配在一起能有非常明显的理气效果。橘皮用新鲜的橘子皮就行，注意一定要把橘子的络都放进汤里，这样理气的效果才更好。这位歌星饮用一段时间后，身体好了很多，虽然后来还是没能上春晚，但是整个人的精神状态变得很好。

除了补气理气之外，血瘀体质者平时可以用苹果醋泡三花来活血化瘀，改善血瘀状况。用菊花和茉莉花各10朵，玫瑰20朵，加苹果醋1升，泡半个月就可以喝，每天晚上睡前喝50毫升就可以了。这里面无论是果醋还是花都有很好的活血化瘀的功效。需要提醒的是，菊花最好是要用黑菊花，活血化瘀的功效更好。这三种花事先要用凉开水洗净，之后再放进果醋里，最好放进冰箱保存，喝的时候放到常温就可以了。血瘀症状不是很严重的人喝了这个花果醋以后，基本上不用再服药就能起到很好的活血化瘀的功效。如果病情比较严重，在服药的基础上可以经常喝喝这个来辅助治疗，改善血瘀体质。

心血瘀阻月事不顺，就喝红糖生姜双花茶

我们知道，女性由于天生情感丰富，比较敏感，遇到问题的时候不善于排解，很容易"抑郁"和"想不开"，郁而成瘀，所以就有了"十女九瘀"的说法。人一旦心血瘀阻，体内出现了瘀血，会外在表现出脸色暗淡、口唇青紫、胸区刺痛，女性经血中会出现血块，这个就代表体内有瘀血，是身体积极向外排瘀血。

很多人认为女性因为有生理期，在生活上就比男性麻烦了很多，但正是因为女性朋友有了生理期，可以很容易查看自己的生理状况，比如体寒会痛经、血瘀会有血块。不仅如此，在生理期这几天也是身体排毒的好时候，相信不少医家都发现，给予女性同样活血化瘀的药，在生理期的时候身体化瘀血、排瘀血的效果就好很多。其实，**经血中出现血块不仅仅是心血瘀阻所致，也和肝肾失调有关，所以解决了经血中瘀血的问题，可以同时调养心、肝、肾三脏，整个人的身体状况都会上一个档次。**

可以毫不谦虚地说，我对解决痛经、经血中有瘀血的问题，还是十分在行的。当然，在实际的治疗过程中我会辨证施治，不同的人用不同的治疗方法，不过，还是有一套基本上都适用的食疗方法，在这里奉献

出来，希望可以帮助到广大的女性朋友。

这个秘诀就是早上喝红糖生姜水。这个水可不是简单的红糖搭配生姜就好了，而是要先蒸一蒸，取红糖400克、生姜240克切碎，混在一起隔水蒸30分钟，分成14份，从月经结束后的第2天开始，每天早上取一份，加开水150毫升，待水温热后空腹饮用，连服14天。

这个方子里，红糖补血散瘀、暖肝去寒，而生姜补中散寒、升阳温经，红糖和生姜蒸过以后，两者药性都会变得很柔和，而且互相渗透，能起到活血化瘀、补气养血、温经活络的功效。而且这个方子不仅可以化去经血中的血块，还可以起到很好的暖宫的作用。我有一个女性患者，按照此方喝了一段时间后就喜滋滋地告诉我，她之前一直无法受孕，本来打算先调理一下身体后去做人工受孕的，没想到调理着调理着，就成功怀孕了。后来她热心地介绍不少和她有相同问题的人，都喝这个红糖生姜水，喝了以后竟然有好几个也解决了不孕的问题。原来这样的人怀孕怀不上，一般都是因为宫寒，血液凝滞，从而难以受孕，所以痛经和宫寒不孕的人都可以喝喝这个红糖生姜水，说不定能解决更大的问题。

喝这个红糖生姜水只是改善瘀血秘方的一半，另一半的方法叫作双花茶——用玫瑰花8朵、桃花5朵，泡水天天喝，一直到经血再没有血块为止。玫瑰花疏肝解郁、调气养血，其活血化瘀的功效特别好，饮用玫瑰花茶还能改善不良情绪，能让人气色回转，改善暗淡无光的面色。需要再提醒一句的是，因为玫瑰花活血散瘀的功效特别强，故月经量特别多的女性，可在经期将玫瑰花降低到3朵。桃花性味甘苦平，泡茶喝的时候，不会太甜或太苦。而且，桃花入心肺两经，心主血，肺主气，气为血之帅，血为气之母，所以桃花对改善人的气血都有作用，它能行气润肤、活血化瘀、止痛散寒，对改善身体瘀血状况，效果非常好。

可能有人会问，玫瑰和桃花都是活血化瘀又养颜的，为何不单用一种泡水呢？这并不是说我喜欢配伍使用，加强效果，其实两者是各有侧重的。玫瑰偏于调气，疏肝解郁，改善气郁、忧郁的情况；而桃花是偏于入血，会改善并非气郁引起的血瘀——就是说，一个人如果很开朗，并不是情志原因引起的血瘀，用桃花是最好的。所以我喜欢两者连用，这样可以有很好的改善效果。

心血瘀阻、胸区憋闷，
血府逐瘀汤有奇效

人一旦心血瘀阻，胸区瘀血内停，心失所养，就容易感到心悸心慌、胸区憋闷、疼痛。尤其是在夜里，气血运行慢，疼痛感更会加剧。而且瘀血阻塞胸中，影响气机升降，清阳不升还容易头晕、头痛，瘀血阻滞，新血不生，心神失养就会出现心悸。

血府逐瘀汤是治疗此类疾病一个非常典型的方子，它出自王清任的《医林改错》。之所以叫血府逐瘀汤，是因为当时正处于中西汇通的前期，王清任已经开始接触西方的解剖学。他发现很多死者胸腔积血很多，就将人的胸腔叫作血府。他这个方就是主治胸中血瘀的，后来的医家在临床中发现，此方对胸中血瘀引起的胸区憋闷、疼痛治疗效果特别好。

本方共有11味药，由桃仁、红花、当归、生地黄、牛膝、川芎、桔梗、赤芍、枳壳、甘草、柴胡组成，主要原则是活血化瘀、行气，开胸止痛。配比十分完美，多一味则显累赘，少一味则失去本方的奇效。其中桃仁、红花、川芎、赤芍是活血化瘀的良药，牛膝则可活血，引胸中瘀血下行。此方中剂量最大的药是以活血化瘀为主的，对于心血瘀阻，光活血化瘀是远远不够的。瘀血阻滞，化瘀的同时必须要养足血，以培补正气，促生新血。当归补血养血。生地有凉血的作用，可以化瘀血之热。桔梗开宣肺气，枳壳降气，柴胡理气，这三者配合，可行气止痛，有升有降，可以畅通胸中气机，气行则血行，血行则瘀化。加了这三味药，使得本药在活血化瘀、清热凉血的同时，畅通胸中之气，做到了气血兼顾。最后一味药是甘草，有中医药基础的人都知道，甘草是一个"万金油""和事佬"，哪有需要就往哪里走，在本方里，甘草主要是用来养胃气、补中气、止胸痛。

通过上面的分析我们可以看出，血府逐瘀汤气血并治，以活血去瘀为主，兼顾养血行气。在临床上，我都用它治疗心血瘀阻引起的胸区憋闷、头痛，效果都特别好。血府逐瘀汤本身效果非凡，如果巧妙结合物理方法可以在很短的时间内打通胸腔，去除瘀血，解决心血瘀阻导致的胸区疼痛。

上个月，我一个老友的岳母万女士身体不适，希望我能前往诊治，老友所求，我自欣然前往。万女士自述胸区憋闷、疼痛，时而刺痛，伴有心悸心慌、失眠。我仔细检查后发现，她的胸痛主要是心血瘀阻导致的，就让其家人在药店买了血府逐瘀口服液，然后从万女士胸口开始，沿着心包经刮痧，结果刮出一层紫黑的痧，刮到手肘的时候，给她服用了血府逐瘀口服液，她说喝下去就觉得心里立马透亮了，然后我继续刮痧到她的手腕部，嘱咐她一会儿要多喝水，就结束了本次治疗。经此一次治疗便解决了万女士的问题，她再也没有胸区不适过。后来她专程找我道谢，说她心里舒服了，身体好多了。

我建议身体素质不错的人在第一次用血府逐瘀汤的时候，最好配合在心包经刮一次痧，这样对改善血瘀的效果特别好。不用每次都刮痧，在第一次服药的时候刮痧就可以了。如果服用此药时间较长，2周刮一次即可。需要注意的是，因为本方活血化瘀效果特别好，孕妇一定要忌用，以免出现不测。

心火旺，
吃什么

　　关于心火旺我们并不陌生，有人嘴里长了口疮，我们就会告诉他，上火了，要多喝水，吃点败火的食物，少吃辛辣的。**心火分实火和虚火两种**，像遇到烦心或者是不平的事生气着急，夏季天气过热导致出汗多甚至中暑，这样产生的一般都是**实火，表现为面红目赤、口舌糜烂、尿黄、心烦易怒等**；如果是劳累过度损耗心阴，阴虚阳亢所产生的心火，**一般都是虚火，表现为心烦易怒、盗汗、睡眠不安等。**

　　心火过旺，会消耗人的气血，人就容易出现气虚。气虚进一步加重会导致血瘀，从而会出现冠心病、心肌梗死等严重的心脏疾病。

　　我的一个朋友是上海一家大医院治疗心血管疾病的主治大夫，不到50岁，在业界已经非常出名，他每天工作特别忙，而且脾气比较火爆，心火很旺，我提醒过他好多次，也专门给他推荐了很多食疗的方法，可是他总是不在意。结果有一天晚上做完一个手术，突发心肌梗死，倒在回家的路上，我们听后都十分为之惋惜。所以，希望大家不管你多么忙、多么累、压力多大，一定要保持一个平常心，无论如何养心为上，平和气顺，身心舒展是最好的灭火器。另外，假如心里有了火，一定要及时灭掉。

食材分类	
滋阴降火的食物	苦瓜、丝瓜、冬瓜、莲子、藕、梨、柿子、荸荠、银耳、西瓜、橘子、山竹、合仁、苦菜、苦丁茶、芹菜、苦荞麦、穿心莲、绿豆、兔肉、鸭肉、天冬、麦冬、竹叶、玄参、连翘、金银花、大青叶
升阳温燥的食物	荔枝、橘子、菠萝、桂圆、石榴、葱、姜、蒜、辣椒、酒、辣椒、胡椒、花椒、羊肉

虚火旺的人适宜多吃百合和桑葚。百合味甘微苦、性微寒，能清热又能润燥，用鲜百合加冰糖一起煮食，对泻掉心的虚火效果特别好。而桑葚味甘酸、性寒，有滋阴补血的功效，对于阴虚内热引起的失眠、心悸有很好的治疗作用，吃的时候可直接生食，或用50克水煎服都行。

而有实火的人要多吃点"苦"。苦味食物是"火"的天敌，苦味食品具有消暑、退热、除烦提神、健胃等功用，有心火时适当吃一些苦味食品，不仅能缓解由疲劳和烦闷带来的不良情绪、恢复精力，而且还可解暑去热、刺激胃液分泌、增加食欲。

清热解毒的最佳苦味食物是苦瓜，不管是凉拌、还是煲汤，都有很好的灭火功效。苦瓜的苦味入心，其含有的苦瓜素具有类似胰岛素一样的作用，因此，糖尿病人吃苦瓜是最好的。可以用苦瓜100克，焯熟加调料凉拌吃，这样就可以去心火、除邪热、解劳乏，在夏天经常吃吃，对身体很好。

穿心莲不但治心火，也有消炎的作用。有了慢性咽炎、扁桃体炎、泌尿系统感染这些和热有关的疾病，都可以多吃吃穿心莲。吃的时候一般新鲜的穿心莲30克就可以了，不用再多，而干的穿心莲一般用10克足够。

有的人不太喜欢这些苦味食物的口感，喜欢将这些果蔬榨汁以后食用。而我不太推荐榨果蔬汁，除了牙口不好的小孩子和老年人，大家最好不要喝太多的果蔬汁。一来榨汁后口感并不十分好，还破坏了很多对人体很重要的营养成分；再一个就是打汁后人体特别容易吸收，饱腹感比较差，也容易升高血糖。所以对于新鲜点的水果蔬菜，特别是水果，能生吃的尽量生吃，还是不要榨汁好。

提到泄心火的苦味食物，不得不提一下莲子心。莲子心的主要作用就是清心火、泻心火。心火特别厉害时，会扰乱神明，出现神志昏迷、烦躁躁动、胡言乱语，在中药方里配用莲子心，可以恢复神明，改善神志不清的状态。平时泡茶的时候，也可以在茶叶当中加上5个莲子心，清心火作用也不错。除了以上的食物，还有很多能灭火的苦味食物，如杏仁、苦菜、苦丁茶、芹菜、苦荞麦、芥蓝、旱金莲等，清心灭火效果也都非常好。

心火旺同时又喜欢吃肉的朋友，可以用荸荠10个加兔肉300克，炖了做汤吃。兔肉味甘性凉，有解热毒、凉血、通便的作用；荸荠味甘性微寒，有清热解渴化痰的作用。此汤在满足口感的同时，又可以消除心烦口渴、咽喉肿痛、口舌生疮等心火旺盛的症状，每周喝1~2次就行了。

心火旺的人切忌烟酒以及过食葱、姜、蒜、辣椒等辛辣的食物。此外，用于降火的药物一定要慎重，降火药不能随便吃，特别是虚火，只能滋阴，不能降火。降火药一定要在医师的指导下服用，若见"火"就用三黄片之类降火，有时不仅不奏效，反而会加重身体的症状。

心烦易怒，
喝莲子栀子茶

中医讲，心为君主之官，主神明。心火如果像一团火一样烧起来，那它什么也不管了，神志就烧乱了。这样的人，心里总是会有一把无名火，缺乏耐心，动不动就爱发脾气，而且**心火过旺，上扰神智，人也容易失眠，人睡眠不足的时候，情绪也好不到哪里去，也容易心烦爱发怒。同时，由于心火上炎，这样的人往往伴有面红目赤、头痛头晕、甚至寝食难安的现象，严重影响正常的生活。**

前年，我以前的一个病人孙女士陪着她高三的女儿小雅来到我处，她说她女儿不仅失眠，还经常做噩梦，整天看什么都不顺眼，经常发怒，他们都打算带孩子去医院心理科检查一下是不是神志出了问题。说到这里小雅暴跳如雷，转身就要走，急躁得不得了。

我好说歹说才把人留下了，然后仔细看了看这个孩子，她额头长痘，面色发红，舌头不仅红，甚至连舌苔都没有了，就判断出小雅是因为心火过旺，导致心烦易怒、精神过于紧张。我先劝慰了她们母女一番，告诉她们健康才是最重要的，一定要放下压力，根据她目前的情况，我给她开了一些中药应急治标，然后让小雅天天在学校里泡莲子栀子灯芯茶喝。喝了这个茶一个月，她心火旺、爱发怒、精神紧张的情况

263

真的全都不见了。小孩子知道要强，看见自己有了好的变化，更加配合治疗。后来听说她的高考成绩很是不错，去了香港读大学。

这个茶的具体配方是带心莲子10个、栀子10克、灯芯草1克，加水1500毫升后煮沸15分钟，然后放到保温杯里天天喝，一直到不再失眠、心情平稳不会再容易动怒了为止。一般根据我的经验，病情浅的人喝1周，重的人喝1个月，基本上就能解决心火旺导致的情志问题。

我先说说莲子。一般遇到心火旺的情况，我都喜欢用莲子。莲子为补养元气的珍品，一般药用时去皮、去心，具有补气、养心、安神的作用，对于心悸、失眠都有很好的改善作用。但是用于去心火的时候，则一定是要带心的莲子。莲子心茶苦寒，味道特别苦，所以清心去火的效果特别好。对于特别小的孩子来说就不要用莲子心了，用莲子就足够了，否则会伤害孩子稚嫩的脾胃。

栀子苦寒，可清热、泻火、凉血，对于心火旺引起的心烦失眠、烦躁不能有很好的改善作用。栀子皮偏于达表，对去肌肤之热效果比较好；而栀子仁，偏于走里而清内热。此外，栀子的炮制方法也比较多，总的来说，去心火多用生栀子走气分而泻火，炒黑的栀子主要是入血分而止血，就不大对症了。因为栀子也是非常苦寒的东西，不建议平时泡栀子水当茶喝。另外，脾虚便溏者也不宜用栀子。

再说说灯芯草。灯芯草相对就比较平和，味甘淡，性微寒，可清心火、利小便，一般对于小儿心烦不眠的效果特别好。灯芯草和莲子以及栀子相配伍以后，可以加强前两者去心火的功效，而且也不会加重苦寒对脾胃的影响。所以我总是配上1克的灯芯草，临床效果还不错。毕竟，此茶过于苦寒，解决完心火过旺的问题后，就不建议长期喝了，平时也不宜用此茶作为保健预防心火的茶喝，否则其苦寒之性会伤害脾胃。

心火上炎、口舌糜烂，多喝酸梅汤

在前面我讲过，心开窍于舌，舌为心之苗。如果心中有火，舌头就很容易遭殃。心中实火旺盛的话，很容易口舌糜烂，舌尖红，舌头起血泡，通常还会伴有舌苔特别黄厚，容易口渴也不爱出汗。这个时候要多吃苦味的东西，比如清炒苦瓜、莴笋拌穿心莲等一些苦味的蔬菜来泄心火，吃些荸荠或喝熬的梨水，效果也很好。

除了心的实火，还有心的虚火，基本上都是过度消耗心阴、阴虚火旺而引起的。反应在舌头上，心有虚火时，舌头不会起泡，舌苔不会黄厚，溃疡也少见，有了也不会很疼；但是舌头会很红，手脚心发热，有时还会心烦，容易失眠，夜晚稍微有一点动静就会醒过来。**心里有了虚火，宜补不宜泻**。这个时候千万不能想当然地专用一些寒凉的药，去清热泻火，这不仅于事无补，还会加重虚火。

但是，**不管是实火还是虚火，都可以喝喝酸梅汤来去火**。酸梅汤是老北京的一种传统消暑饮料，在《红楼梦》里就出现了好多次。其实，酸梅汤不仅清热解暑的效果特别好，还有很好的降心火、缓解口舌糜烂的功效。

酸梅汤的做法也不麻烦，将乌梅240克、山楂160克、甘草18克加水煮40分钟，煮好后熄火，加冰糖240克使其慢慢化开，滤渣取汁，最后再加桂花酱30克调匀，每天当饮料喝就行了。每次不要做得太多，做好的酸梅汤一次喝不完，可以在冰箱里放几天。但在常温下，酸梅汤是很容易变质的，如果看到表面有细细的泡沫浮起，就说明已经变质，不能喝了。

在这个方子里，乌梅酸涩而温，生津止渴，清热去火，买的时候最好买大乌梅。山楂酸甘，开胃消食、化滞消积，可改善由于心火上炎导致的食欲不振的问题。甘草专泻心火，解百毒，自然不必多说。在这个配方里，还加入了桂花，其性味温苦，能疏肝解郁，一般有心火的人，肝胆多多少少都会有一些郁结之气，此时疏散郁结之气，由心火过旺而产生的各种症状自然也会好得更快。所以，此方可以清实火之热，还可以滋虚火之阴，对各种原因导致的心火过旺、口舌糜烂的问题都有很好的治疗作用。

其实，舌头出现溃疡、水泡、发红的时候，除了有心火以外，还有其他两种可能。一个是口周疱疹，也叫疱疹性口炎。这个疱疹性口炎是由病毒引起的，和心火旺的症状有很多相似的地方，但它也有自己特殊的症状，就是在嘴的四周还会起小水泡，而且不是一个一个地起，是连成一串，密密麻麻长在嘴的周围。这个时候就不能单纯用清心火的食疗了，要服用一些抗病毒的中药。另一种口舌糜烂的原因是缺乏维生素B，由于这个引起的口舌糜烂除了舌头起泡、口腔溃疡、舌头疼的症状外，还会有口角干裂的现象，有时候还会干到爆皮，这时候得服用一些B族维生素才会好。

此外，生活中如果有焦虑、紧张的情绪排解不掉，最容易导致心火旺。我们在食疗养心的同时，一定要调节好心情，否则食疗的功效就会大打折扣。

养心也分人，
不同情况不同养

第八章

分清体质寒热，
养心最有效率

　　在我们传统中医看来，人与人之间的体质是有差异的，有寒热虚实之分，而且短时期之内很难发生变化。在养护身体的时候，我们要结合自身实际情况，选择适合自己的方法有针对性地调养，这才是养心之精髓。

　　现代中医把人的体质细分成了九种，**对于养心来说，有四种体质的人要特别注意，他们分别是阳虚体质、阴虚体质、痰湿体质、瘀血体质。下面我们分别来看。**

阳虚体质

　　心在五行中属火，属于阳脏。假如阳气不足，心脏就很容易表现出心胸憋闷、疼痛、心悸、结代脉等症状。阳虚体质的典型表现是一年到头都手脚冰凉、特别怕冷，而且容易闹肚子，女性朋友还容易痛经，男性可能会出现肾功能衰退。

　　这种体质的出现，固然有先天遗传因素的作用，但更多的，还是后天不良的饮食和生活习惯所导致。而且，滥用性苦寒的抗生素，衣着过于单薄导致寒邪入侵等，都是阳虚体质出现的重要原因。

需要特别指出的一点是，熬夜会大量消耗我们的阳气，所以阳虚体质的人一定要少熬夜。另外，频繁地泡温泉、洗桑拿，也会让阳气过于外散，时间长了就会出现阳虚症状。

想要改善阳虚体质，我们平时要多吃温热的食物，忌食生冷；天气凉的时候一定要注意防寒保暖。还可以多进行体育锻炼，但是切记不要过于激烈。多晒晒太阳也有助于生发阳气，而且晒太阳的时候最好是晒后背。

阴虚体质

中医把我们身体里的血液、水液、津液等都称为阴液，假如阴液相对不足，就属于阴虚体质。它的典型表现就是全身干燥、心烦易怒、情绪不稳定。而心阴虚就不能养神，所以特别容易失眠，同时伴随着五心烦热的现象，也就是手脚心和心口窝烦热，血压也会偏高。

一般来说，女性朋友由于生理原因会消耗很多阴血，在更年期之后，大约有80%都会变成阴虚体质。而男人假如纵欲过度，也会阴虚。饮食方面，吃了太多辛辣、煎炸炙烤的食物，也会消耗太多津液而伤阴。情志方面，长期情绪压抑不能舒展，五志化火，都是阴虚体质的成因。

那么，想要调理阴虚体质，我们就要从成因入手，减少阴液的消耗。一方面，要少吃辛辣、煎炸以及温阳的食物，多吃海参、银耳等滋阴的食物；另一方面，阴虚体质的人本身就阴液不足，所以一定不要进行过于剧烈的运动，也不要总去蒸桑拿、泡温泉，因为出汗太多会导致阴阳俱损。在情绪上，也要注意镇静安神。

痰湿体质

这种体质的最典型表现就是肥胖了。有人喝口凉水都会变胖，很可能就是体质的原因。因为他们身体里堆积了很多废物和垃圾，排不出去。痰湿体质的先天因素很强，所以这种肥胖往往是遗传的，这种体质的人往往皮下脂肪很厚，肚子上赘肉很多，面部水肿，嘴里有黏腻感，容易疲劳。由于他们的心脏负担比较重，所以很爱睡觉。

大家应该已经知道，肥胖特别容易导致高脂血症，而高脂血症会引起全身动脉粥状硬化，进而引起心力衰竭。高脂血症、中风、高血压、冠心病、痛风等，都是痰湿体质容易罹患的疾病。为了降低这些疾病的风险，也为了不让肥胖一直困扰我们，痰湿体质的人一定要注意养成良好的饮食习惯，注意多吃薏米、冬瓜等化痰去湿的食物，少吃甜食，戒酒，营养摄入要全面均衡，但不可过量。而且，一定不要暴饮暴食或吃得太快。

除了注意饮食以外，还要坚持运动，慢跑、快走、游泳、球类运动等，都可以帮助痰湿体质的人把肥肉转变为肌肉。

血瘀体质

血瘀体质的人最典型的表现就是脸上长斑，这种斑是擦多少护肤品都没用的，因为它们产生的原因是全身血液循环不通畅。气血不畅，就会在脸上产生色斑了。

现代人的生活方式导致血瘀体质的人越来越多。而且，随着我们年龄的增长，血瘀体质会变得越来越普遍。这种体质大都是由于气虚引起的，所以要注意行气活血，中年以后多吃补气活血的食物和药物，就能够预防血瘀体质的产生，进一步防止脑血栓、冠心病。

年轻就要开始养心，
拒绝猝死风险

在很多人的观念里，除非是先天性心脏病，否则，心脏病似乎是中老年人的专利，跟年轻人没什么关系。只要听到年轻人说这种话，我都忍不住反驳他们，因为这种想法太危险。他们不知道，现在的心脏病发作年龄越来越趋向于年轻化。

为什么呢？主要是由于压力过大、过分劳累、长期紧张。所以，大家千万不要再仗着自己年轻就不关注健康，不爱护心脏。**养心最关键的是要早动手，早早开始养护，这就需要我们从年轻时候起，就有防范心血管问题的观念和意识，并且真的认真去做。**

有一位开网店的患者曾经跟我描述过自己的工作状态："董大夫，您别看我在家上班，自己给自己打工，好像挺潇洒的样子。实际上，我是相当的废寝忘食啊，根本就没个清闲的时候。每天早晨七八点钟醒来，第一件事就是开电脑。晚上十二点钟以后才会关电脑，没办法，很多买家都是夜猫子。每天我上厕所都是匆匆忙忙的，就连吃东西时也是盯着电脑屏幕的，生怕在自己离开的时候有人问问题。现在我只要听到旺旺的叮咚声，就条件反射地特别兴奋。没有人咨询的时候，我就跑去研究别家店铺，琢磨着怎样促销，大脑时刻都是紧绷着的。唉，我也知道这样不大好，可是我又能有什么办法呢？"

我记得当时我跟她说的是："你选择的这个职业性质决定了你的生活状态，这个我也没办法。但我知道，你必须注意保护自己的心脏了。你只知道这种状态不好，可你不知道它到底有多糟。假如一直让心脏处于这种高度应激状态，猝死的概率是很高的。"

我并没有危言耸听。早在2012年5月，央视的《新闻1+1》就曾经关注过年轻人猝死这个问题。当时的数据显示，我国每年有高达55万人死于心脏性猝死。也就是说，每天都有1500多人猝死。而且，还有一个明显的现象就是，在这些猝死的人群中，年轻人的比例越来越高。

我的师兄所在的医院，去年一年接受的猝死病人有30多个，其中有8个都是35岁以下的年轻人，比例占到了25%，这是相当危险的一个数字了。要知道，我刚刚工作的时候，年轻人突发心肌梗死甚至猝死的比例几乎是零。这才二十年，就已经是这种局面了，以后将会怎样呢？

大家可能知道，猝死的原因可以是冠心病、脑出血、肺栓塞甚至支气管哮喘，并不一定都跟心脏有关。但是，心源性猝死的比例占到了80%，而其中又有80%是源于心肌梗死。所以，年轻朋友们对于自己的心脏问题，一定要引起足够的重视。

一般来说，除了先天性心脏病之外，心脏出问题都跟不好的生活习惯有关，熬夜、抽烟、酗酒、超负荷工作、暴饮暴食、不运动……而现在的年轻人，有良好生活习惯的，简直是屈指可数。不用我说大家也知道，保护我们的心脏，肯定要从改变不健康的生活方式开始。在保证合理饮食、规律作息之外，也要坚持运动。

除了生活方式之外，年轻人容易"气盛"，我们也要注意尽量控制烦躁、愤怒、嫉妒等负面情绪，以免给心血管带来太大负担。尽可能让自己处于冷静平和的状态，这样心脏的搏动也更稳定一些。

另外，如果是有心脑血管病家族史的人，还要注意定期体检，观察心电图各项指标。体重指数超标的人，也要注意观察血液中总胆固醇水平和高密度脂蛋白的含量。假如这两项血脂水平过高，要及早采取降脂措施，以免出现动脉粥样硬化。

老年人养心，
注重休息劳逸结合

从一个心血管医师的角度出发，我想要提醒广大老年朋友的是，**为了养护我们的心脏，大家需要劳逸结合，有动有静。动静相宜，这样才能消闲静摄，安心享受天伦。**

这也就要求我们老年人，要明确自己在日常生活中要以休息为主。可是，我们中国人有一个特点，我们的父母要为孩子操心一辈子，即便孩子成家立业了，还要去给他们带孙子、孙女，当然也包括外孙、外孙女。要说他们真的是心甘情愿去做这些事情的，心情还很愉悦，可是带孩子、做家务本身是很劳累的事情，大家一定要丈量着身体能不能吃得消。还有一些人是因为不服老，总是试图做一些自己力所不及的事情，结果就容易有危险。

上个月，有个老人就是从菜市场旁边被路人送到我们医院的。显然，这位老太太刚从菜市场买完菜。一般来说，很多老人买菜比较多的话，都会拖个小拖车慢悠悠地走，可这位已经70多岁的老太太，自以为身体还很硬朗，超市那种中号购物袋，她买了满满两袋蔬果肉类，想要步行拎回家。买过菜的朋友都知道，那分量可真不轻。结果，老太太刚走出菜市场没多久，就突然瘫倒在地，被好心人送到医院了。到医院时，老太太已经口角歪斜、言语不清了，左侧的肢体没有力气。诊断结果出来是脑梗死，我和同事们全力救治，总算帮老人捡回了一条命。

等老人醒过来之后，我忍不住劝导她："您老本来血压就高，年岁不饶人，很多事情咱得悠着点来。您这次突然发病，幸亏是好心人送来得及时。您说说，要是您一个人在家里干重活突然晕倒了，孩子们都上班呢，身边也没个人照应，那后果真是不堪设想啊！咱们做父母的，能为孩子出一份力是一份力，但是一定不能过度劳累，要不然那不是给孩子添麻烦吗？您现在躺在这里，你说他们得多担心多愧疚啊！"

所以，对于老年人来说，不能跟年轻人一样，他们特别累的时候可能睡上一觉就能恢复了，但老年人如果过度疲劳就可能会有致命后果。很多老人会觉得："我身体好着呢，每天不就是做做饭、洗洗衣服，打扫一下卫生，能累到哪儿去啊？"我不是说大家不能干活，但家务活儿是干不完的，假如一天到晚都在不停地忙碌，缺乏必要的休息，不仅容易腰酸背痛腿抽筋，还容易心慌气短损气血。

当然，这并不是说老年人就不能做家务。实际上，我是提倡大家在充分休息的基础上从事一些体力劳动的，否则老年人整天闲着无所事事，容易精神空虚。大家可以种种花、养养鱼、逗逗鸟，甚至找块地种点儿果蔬，这都没问题。关键在于劳逸结合，不能感到劳累。而且，最好是做一些自己真正感兴趣的事情，这也有助于精神愉悦、调心怡神。

除了体力上要劳逸结合之外，我们的精神生活也要注意这一点。有些老人闲不住，一不干活就觉得浑身难受。对于这些老人，他们需要给自己寻找精神寄托，寻找感兴趣的娱乐方式，而不是让自己的晚年生活被各种家务活填满。

和这些老人情况相反的是，有些老人对生活充满热情，娱乐活动没有节制。比如，看书一拿起来就再也不肯放下了，下棋一坐就是大半天不起身，窝在沙发上看一天电视跟着剧情变化大喜大悲……这些行为也都是不可取的。

对于老年朋友来说，最好的养心之道是把自己的日常生活安排得充实而满足，有松有紧，有张有弛，有动有静，这样才能不忙不闲，身心俱安。

孩子的心还在成长，
需减少声光电刺激

之前我已经跟大家多次强调过了，心最喜欢的环境是宁静。所以跟古时候的农业社会相比，我们这个声色犬马、灯红酒绿、甚嚣尘上的时代，本来就不利于养心。假如我们放任各种现代文明对身心进行过多刺激，恐怕心会不堪重负的。

《黄帝内经·素问》说："久视伤血，久卧伤气，久坐伤肉，久立伤骨，久行伤筋，是谓五劳所伤。"很多需要长时间盯着电脑屏幕工作的人常常会感到眼睛干涩，这是因为过度用眼，消耗了肝血。看电视也同样如此，尤其是当情节紧张、引人入胜的时候，尤其伤血。正如《灵枢》中所说："故悲哀愁忧则心动，心动则五脏六腑皆摇。"心动神摇，都会使心率加快、心肌耗氧量增加，增加心脏负担。所以，不管是电视、电脑，还是手机、平板，现代人应该有意识地让自己远离这些声光电的刺激。至少，不要无时无刻不暴露在它们的刺激下。

那么孩子呢？很多家长都知道不要让孩子总看电视、玩电脑，主要是怕影响他们的视力。大家可能不知道的是，这些电子设施也会给孩子的心带来不良影响。

孩子的身体还没有完全发育好，他们幼小的心还不那么强壮，所以

和成人相比，更不应该过多暴露在声光电的刺激之下。假如拗不过孩子要求，看电视也尽量避开那些剧情很刺激的片子，比如恐怖片、枪战片等。

很多家长由于不了解这些知识，对于孩子的心脏问题没有加以关注，这会让孩子长大以后罹患心血管病的风险大大增加。而更为可怕的是，当宝宝还在妈妈肚子里的时候，如果母亲所处的环境对心脏不利，那么宝宝出现先天性心脏病的比例是会增加的。

提到先天性心脏病，这恐怕是每一位准妈妈的噩梦。在我国，先天性心脏病在婴儿死亡原因中所占的比例逐年上升。根据2014年的统计，在婴幼儿中，重症先天性心脏病的发病率是3.5‰，在5岁以下儿童死亡原因中排第一位。

可是，按理说，我们的医疗水平是越来越发达的，对于孕妇的保健知识也是越来越普及的，为什么先天性心脏病的比例逐年上升呢？直到现在，我们也没有能够明确找到婴幼儿先天性心脏病的病因。不过，虽然不能明确病因，我们还是有一些线索的。比如，孕妇在怀孕之前或者怀孕期间接触到了一些有害物质，尤其是怀孕前三个月，这是胚胎发育最关键的时期，如果这时候孕妇受到病毒感染、接触到有毒物质、过多接触放射性物质等，都有可能影响到胎儿的心脏发育，也就会让孩子出现先心病的概率增高，所以各位准妈妈要多加注意。

对于有宝宝正在茁壮成长的家长来说，为了让孩子的身心都能健康发育，你们也应该严格管控他们玩电子设备的时间，千万不要拿孩子的身心开玩笑。

女性绝经，
也要给心一个适应期

对女人来说，更年期是一道坎。虽说"大姨妈"好像一直不受欢迎，但是有一天她真的不来了，女人会发现，自己的身体就发生了巨大的变化。除了抵抗力低下、骨质疏松之外，心也开始变得不适应了。

临床上我们可以很明显地看出来，女性冠心病患者的数量比男性少。为什么呢？这要归功于雌激素。雌激素可以让我们的血管弹性提高、血压降低，还能让血管不容易硬化和堵塞。

但是，一旦到了更年期，女性开始绝经，她们就会明显发现，自己的心血管系统没那么好了。这是因为突然失去了雌激素的保护，也没有一个缓冲期，女性的心血管系统一下子很不适应，于是心血管的发病率会呈现爆发性增长。

尤其是那些容易罹患心血管疾病的女性朋友，比如**吸烟的女性**，不管是主动吸烟还是被动吸烟，都会对心血管系统造成很大伤害；**血脂异常的女性**，特别容易出现动脉硬化和冠心病；**本身就有糖尿病或者高血压的女性**，由于脂质代谢紊乱，她们出现心血管疾病的概率明显变高；**特别不喜欢运动的女性**，在绝经后出现心血管疾病的概率，是喜欢运动者的两倍；还有**体型比较肥胖的女性**，也特别容易心脏出问题。

因此，**假如你属于上述高危人群，在绝经后，最好定期检查一下心血管系统的状况，以便及早发现问题**。另外，女性绝经的平均年龄是51岁，假如绝经期提前，不管你有没有上述风险因素，都要及早预防心脏病。美国科学家发现，假如女性在46岁以前绝经，她们患心脏病的风险会增加一倍。在提前绝经的女性中，有3.3%得了心血管疾病。而在正常年龄绝经的女性中，这个比例只是1.5%。所以，大家是不是应该引起足够重视呢？

既然绝经之后，心必然要有一段适应期，那么我们所能做的就是采取一些措施，让心能够安然度过这一时期，不至于受到太多伤害。

具体该怎么做呢？首先我要指出来，尽管女性是因为体内雌激素水平下降，才更容易出现心血管疾病，但我并不建议大家盲目补充雌激素，否则有可能适得其反。因为这些补剂并非天然的雌激素，会引起一些副作用，它们是可以缓解某些更年期症状，但不会降低心脏病的风险，反而会增加一些妇科肿瘤的发病率。

我们可以做的，主要是在生活方式上加以注意。良好的身体条件源自健康的生活方式。规律作息、饮食清淡、适度补充营养、适当运动，比如可以多吃一些可以补益雌激素的天然食物，比如大豆、茴香、芹菜等。我想要提醒大家的是，更年期时的女性情绪起伏往往很大，大家要注意调节情志，不可悲喜过度，更不可抽烟酗酒。

当然，为了防止心脏方面出问题，我们还有更多事情可以做。比如通过服用鱼油胶囊来降低绝经女性患心脏病的危险，效果还不错。

最后还要跟大家强调的是，很多女性总是喜欢把更年期的一切不舒服都归结为"更年期综合征"，这会耽误很多疾病的治疗。一旦大家发现自己出现易疲劳、胸闷、心悸等症状，建议大家还是抓紧时间去医院查查心脏比较好。

职场压力很伤心血，
寻找正确疏泄渠道

在医院门诊中，大家明显感觉到存在一个"星期一现象"，指的是每到周一，接诊到的心脏病患者会格外多。为什么呢？心理学家的研究可以帮我们解答这个问题。

研究发现，星期一的时候，职场员工承受的心理压力最大。不管大家周末有没有休息，每一个周一，都会给人一种"繁重辛劳的周期又重新开始"的感觉，这会让他们愈加烦闷、无助。而且星期一的早晨，我们身体里面的应激激素含量是相当高的，心脏的负担也比较重。

所以，职场打拼的人们对这个现象得引起足够重视了。一般来说，引发心脏病的原因可以分为两大类：一类是基本原因，比如"三高"、肥胖、生活习惯不好等；另一类是引发原因，也就是那些能够直接导致动脉内斑块破裂的因素，比如长期加班、连续熬夜、酗酒、暴饮暴食、抑郁等。身在职场的朋友们，不妨看看自己中招了没有。

每当我接诊到那些满脸倦容的职场人士时，都会给他们看一张心脏血管的检查片，那是我之前一位病人的病理报告，我常常拿它来警示其他患者。

那张片子上的心脏上，很明显有一条血管已经被完全堵塞了，它下面的分支也就自然而然地干涸了。至于其他血管，我们可能看到血管壁上有很多斑块沉积。有医学知识的朋友都知道，这是一颗刚刚经历过心肌梗死的心脏。可能大家会以为这是一颗老人的心脏，但是实际上，拥有这颗心脏的人当时年仅32岁。"这么年轻，心脏怎么就变成这样了？"当初当拿到片子的时候，我也是这样想的。

事实上，早在这个年轻人28岁时，就已经出现了人生中第一次心肌梗死。他中学毕业就自己出去做生意了，白手起家，一切都要靠自己，每天喝酒应酬，都是家常便饭，他所承受的压力可想而知。结果，虽然生意上小有成就，心脏却不堪重负了。

他出现第一次心肌梗死之后，去医院做了支架，疏通血管，到我这里来看，我也叮嘱他："你以后绝对不能再这样透支健康了，心脏的损失是不可逆的。生活和工作上的压力，都要自己想办法化解，也不要思虑过重了，身体垮了要多少钱都没用。"这些话都是老生常谈了，道理谁都明白，可是我还是忍不住要啰唆，因为我知道很多人根本听不进去。

果不其然，几年之后，他在一场饭局中再一次突发心绞痛，朋友们赶紧把他送到医院。这一次，他的心脏有一支大血管因为血栓脱落而堵塞，造成了心肌梗死，就是一开始我提到的那张片子中的情形。

该怎么说这个年轻人呢？我也知道打拼事业的人不容易，可是有什么比性命更重要呢？他两次突然心肌梗死都送医及时，否则后果不堪设想。这样频繁地出现心肌梗死，谁能保证以后他每次都有这么好的运气呢？给他装上支架，也只能是暂时救命。谁也不想靠支架活着吧？我们医师只能治病，真正能够救命的，只有你自己。

所有遭遇中年危机的朋友、正在为了出人头地拼命打拼的朋友，我们必须要给自己的压力寻找合适的途径宣泄，否则早晚要有"心病"。

大家需要做的，**首先，就是学会管理压力**。老实说，压力是难以避免的，这个社会这么高效率、高竞争性、高挑战性，我也有很多压力，可是我们要学会有效调整，分头化解。我们得对压力有思想准备，别觉得压力多可怕，它很正常，为此我们要有充足的心理准备，免得措手不及，使得压力更大。

其次，要正确评价自己。有些朋友是理想主义者，对自己要求过于苛刻，这本身无可厚非，我们的确要让自己不断进取。可是，千万不要跟自己过不去，并不建议大家把目标定得高不可攀。不管是工作还是生活，凡事我们量力而行，调整目标就好了。

再次，还要注意培养良好的心态，拥有一个宽广豁达的心胸。要注意放慢一下工作速度，合理地安排作息时间，保证充足的睡眠，处理好事业与家庭的关系，寻找适合自己的减压方法。当然，我不建议大家使用烟酒这些方式来减压。

最后，大家可以培养一些兴趣爱好，让业余生活更丰富一些。比如旅行、绘画、书法、唱歌等等，因为更有情趣的生活，会让我们心情舒畅，有助于减压。

脑力工作者，
运动也是一种休息

以前人们的认知里，觉得比起汗流浃背的农民和工人阶层，坐办公室是很舒服的一种工作状态，今天恐怕很多人不再这么认为了。虽然坐办公室不需要做什么体力活，看起来真的不累，可是，脑疲劳是一种比身体疲劳更可怕的状态。

去年秋天，我有一位心肌梗死的患者由于送医不够及时，没能抢救过来离世了，他的未婚妻哭得差点昏死过去："他是一个温文尔雅的人，没有任何不良嗜好，从来都不抽烟、不喝酒。平时早睡早起，虽然会在工作需要的时候熬夜加班，虽然他没怎么锻炼身体，可是大家不都这样的吗？他身体一直挺好的啊，怎么就这样了呢？我不相信……"

我了解到，这位男士是一位出色的电脑程序员，30多岁了，在业界还小有名气，平时跟同事关系也很融洽。按说，不应该这么年纪轻轻就出现心肌梗死的，可他的心脏有两支主要供血的血管狭窄得已经很严重了，那么，原因很可能就出在熬夜加班上，他也正是在某一次熬夜加班时发病的，而且只有他自己在公司，没能及时发现。

熬夜本身对心脏的伤害就已经很大了，更何况是熬夜工作呢？那会特别耗费心神。**在连续的脑力劳动过程中，我们的心血管始终处于紧张**

状态，这会让血管发生严重痉挛，于是容易出现血管狭窄、心肌梗死。即便不熬夜，整天从事脑力劳动的人，也一定要注意，尽量避免长时间用脑，以免导致脑部长期疲劳，累及心血管。

那么，我们该怎么做呢？在连续写了两个小时文案之后，在主持了一场会议以后，身心俱疲的你想要怎么放松大脑呢？很多人的第一选择会是——睡觉。那么我要告诉你，在这种情况下，睡觉对你没什么用。

睡眠本身是一种非常有效的休息方式，假如你真的睡眠不足，或者你是体力劳动者，那么睡眠可以迅速有效地帮你恢复体力、精力。比如，你这段时间经常熬夜加班，严重睡眠不足，那么可以睡上一觉，补补眠。

但假如你不是体力劳动者，平时也不怎么缺觉，而是整天都坐办公室的人，通常情况下，你的身体由于长久不动处于一种低兴奋状态，但你的大脑却一刻也没闲着，处于高兴奋状态。这时候，睡眠这种"静止"的休息方式对你的帮助不大，因为你的体能消耗不多。所以大家可以看到，很多人整个周末宅在家里休息，却不能恢复元气。

对于这些人来说，你需要的不是坐着或者躺着休息，而是"动起来"。爬爬山、打一场球、游一会儿泳，都能很快让你变得神采奕奕。也就是说，**对于长时期处于脑力劳动状态下的人来说，你最需要的休息方式是运动。**

大家应该知道，我们的大脑是分成了不同功能区域的，每一个区域都分工明确，支配着身体的不同功能。为了防止用脑过度，最好的方法是劳逸结合，让大脑的每个区域都能得到休息的机会。因此，对于极度缺乏运动的脑力劳动者来说，你们可以有意识地在长时间的脑力劳动中，穿插一些体力劳动或者体育锻炼。

体力活动的好处是什么呢？因为肢体的动作，可以让我们全身的血液循环加快，有助于增强血液携带氧气的能力，让全身的供血供氧都更加充分均匀。大脑供血充足之后再干活，效率自然会更高一些。只是，很多脑力劳动者都属于那种一进入状态就不肯停下来的人，他们不会主动休息，这种人更容易大脑疲劳，也会让心脏更累。对于这些人，我有一个建议：大家在开工之前，先把冗长的脑力工作时间分成几个段落，给自己留出"课间休息"的时间，然后按计划执行。这样做不但会让你事半功倍，还有助于身心健康，大家不妨尝试一下。

后记
大医治未病，养生先养心

　　我经常对我的朋友及所诊治的患者说一句话，就是："没啥别没健康，存什么别存病。"这句话听起来特别简单，感觉没有什么特别之处。可是就在我们的身边，又有多少亲人和朋友懂得自己健康的重要性呢？

　　在《黄帝内经》中关于治未病的描述："是故圣人不治已病治未病，不治已乱治未乱，此之谓也。夫病已成而后药之，乱已成后治之，譬犹渴而穿井，斗而铸锥，不亦晚乎？"它的意思是说，圣人不是在生病之后才去治疗，而是在还没有生病的时候就进行预防；不是在身体的功能紊乱之后才去调理，而是在身体的功能还没有紊乱的时候就进行预防。说的就是这些道理。等到疾病已经生成，然后才去用药治疗，身体的功能紊乱之后才去进行调理，就像是口渴了才去掘井，战斗已经开始了再去铸造武器一样，不是太晚了吗！

　　从古代的医学大家关于预防治疗疾病的观点来看，未病先防尤为重要。可不知是什么原因，这么多年来，一直没有引起人们的重视。在临床的观察中不难看出，一些中老年人群总是抱着侥幸心理，认为恶性肿瘤或不治之症离他们很远，或者说影响生存质量的疾病找不到自己的头上。更有大多数人在有了一些不适后，不去找医师进行诊断治疗，而是硬挺着。可是，正是这样的心理才导致他们最终遇到了很大的麻烦。比如，有一个肩周炎的患者，在刚开始的时候由于受凉或锻炼过量导致肩部疼痛，要是刚发现就去医院针灸或拔罐治疗，可能一到两次就没问题了。但假如肩部疼痛不适后硬挺着，或只是贴点膏药，不从根本上进行治疗，这样就会坐失良机，由此引发的就是看病治疗时间长、痛苦加剧、资金投入增加、影响家庭的正常生活秩序，同时也给国家的医保资金投入带来不必要的浪费！

我就遇到过这样一位女性患者，五十多岁，肩周疼痛半年多，直到影响生活起居才来治疗。来到我门诊治疗时非常难过、痛苦，坚持两周的治疗才有所好转，生活才得以恢复正常。相反，有一位近七十岁的男性患者，刚有肩部疼痛一周左右，儿媳妇带他来到我门诊进行治疗，两次治疗后，就一点都不痛了，肩部功能也恢复正常了。还有一位领导干部，有肺部疾病，咳嗽发高烧一个月，竟然住在疗养医院不去进行肺部检查，不知是害怕查出问题不敢面对，还是自信不会有事儿。后来，真到病情严重了，才转到北京医院进行诊治，一查是肺癌晚期，最后右肺全部切除，才暂时保全了性命。试想，假如早点进行治疗和诊断呢，可能要比现在好得多。

所以，小病不看，一直积攒着就是存病。不管经济上是否富有，我们必须保证健康是富有的，相反，就算你腰缠万贯，却不能花钱享受美好生活，那才是一生之憾事！聪明的朋友，您说呢？